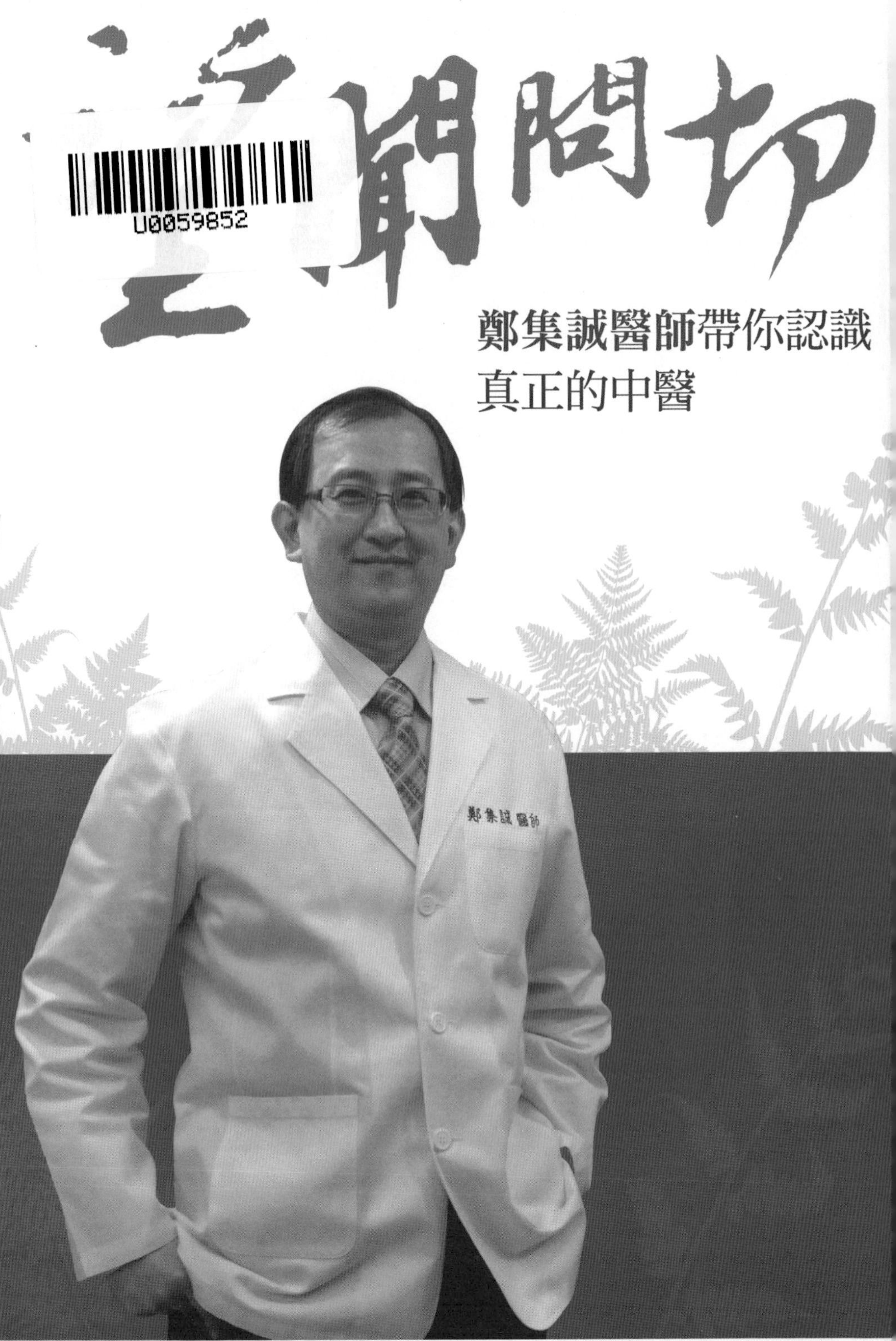

鄭集誠醫師帶你認識
真正的中醫
鄭集誠醫師

自序

在台灣，大家對中醫總有一些模糊不清的印象。記得小時候，看中醫的唯一印象，是給大夫把脈看診後，看著「香香」的中藥（後來才知道是當歸香）被紙包成一包包，讓我覺得很好奇，因為這種需要用火熬煮才能食用的「藥」，與西藥完全不同，感覺多了點「生」氣，也像個食物。

長大後，電視播放「控巴控控」的洗腦式中醫廣告，讓人覺得中醫似乎是個難登大雅之堂的戲謔式醫學，這讓我在念學士後中醫時，一度懷疑自己是不是選錯了行業？這本書裡有我學習中醫的心路歷程，包括自己接觸、學習中醫，到後來臨床上實踐後的心得與體會。

對許多人來說，中醫總在陰陽五行裡打轉，所謂的「望、聞、問、切」也比不上讓微小如奈米的細菌、病毒無所遁形的正子攝影。西醫除了多到數不清的先進儀器之外，還有拯救名人無數的葉醫師（葉克膜），反觀中醫，我們只有迄今還僅用雙手在治病的鍾醫師（中醫師）！

對我而言，僅虛心期盼能「翻轉大家對中醫的觀念」就好，不敢奢求「知道中醫有多好」，至少用心「瞭解」一點點中醫也好，這是「身在中醫」的我，僅有的微小期待。

本書分為「慎醫藥」、「識中醫」、「節飲食」、「順四時」、「調情志」五大部分，旨在說明中醫的基本觀點，並結合自己臨床的體會來說明，最後附上針對「一般常見疾病的中醫觀點與治療方式」，希望能讓大家有多一些另類的思考和選擇。

「**慎醫藥**」——是藥，就有三分毒，主要提醒大家在生病時，無論吃藥還是選醫師都要謹慎。中西醫治療方式各有千秋，有些患者以為要讓病好得快一點，看西醫最有用，其實有時中醫的治療速度並不會比西醫來得慢。

「**識中醫**」——「中醫」的「中」字，意思是不偏不倚，像個天秤一樣，所以中醫並不全然單指中國醫學，它還有中庸、不偏頗的含意存在，因此，中醫最基本的觀點就是，只要身體平衡，自然就健康。

「**節飲食**」——我認為天地萬物都有各自特性，而擁有得天獨厚資源的人們，卻不斷丟棄上天給予的恩賜，食用太多不適合自己體質的食物，澈底打破「一方水土養一方人」的觀念，讓現代新生疾病叢生。透過這個章節，期待大家能瞭解自己的體質並食用合適的食物，而不是為了健康而一味參考營養數據，那只會讓自己對身體產生迷惑而已。

「**順四時**」——俗話說：「順天而行，逆天而亡」，雖是老生常談，但處於現代科技都能登陸月球的時代，如今人們總自傲「人定勝天」，可是看看這幾年世界各地天災不斷，就知道大自然力量的可怕。因此，請試著學習萬物配合自然的規律與節奏，也順應自然的生長與收藏，才能有安養天年的本事。

「**調情志**」——生理影響心理，心理也影響著生理。人既然處在大自然裡，免不了受到外在風、寒、暑、濕、燥、火等外邪干擾，此時要學著不受喜、怒、憂、思、悲、恐、驚等心理因素影響太多與太深，更不能完全依賴西藥來幫我們身體解決情緒的問題。不妨跟著書中說明，學習協調自己的內在情緒，好讓身體沒有太多無故之憂去應對外邪侵擾，如此才能做到「恬淡虛無」的境界，也才是真養生。

「**一般常見疾病的中醫觀點與治療方式**」——近年來大家對中醫的接受度，表面上似乎提高許多，但仍有許多人對中醫抱持懷疑的態度，尤其是用西醫的觀點來看待中醫，把中醫當成寇讎一般，非除之而不快！

像是有子宮肌瘤問題的女性，就被警告不得吃四物湯等含有雌激素的中醫湯藥；甚至罹患乳癌、子宮頸癌等疾病的朋友，也會被告誡人參、山藥、當歸是碰不得的違禁品。比人參、山藥、當歸還毒幾千萬倍的化療藥劑都敢嘗試，結果區區自然食物卻避之唯恐不及。這章節對於常見疾病，會有詳盡的觀點與說明，希望能解除大家的疑惑。

有些人看中醫時，總想趕快「藥到病除」，吃幾天藥，病情略減卻還沒痊癒，就開始懷疑「中醫真能治病嗎？」「再吃下去會不會洗腎？」之後另尋西醫，就說中醫不能治病。

面對這種立足點的不平衡，讓我想起荀子《勸學篇》的一段話：「蚓無爪牙之利，筋骨之強，上食埃土，下飲黃泉，用心一也；蟹六跪而二螯，非蛇蟮之穴無可寄託者，用心躁也。」表面上似乎勸人勤學，卻也把現代人看病的心態給襯托了出來。因為大家看中醫都像螃蟹一樣，帶著焦躁之心，只希望中醫趕快把陳年舊疾一勞永逸地澈底根除，卻沒給中醫太多時間去治療時間造成的疾病。

您現在手中這本書，不是中醫養生的食譜健康書，也不是一般教條式的中醫理論教科書，而是我把這幾年來看診的心得與體會，進行了小小的總結，其中有自己對中醫的認識，也有一些對現在疾病的個人治療看法。因為自己是個臨床中醫師，書中觀點自然以「中醫」為出發點，乍看之下或許有批判西醫之感，卻絕無對抗現今主流醫學之意。書名雖然說著要「帶你認識真正的中醫」，其實只想「翻轉」大家對傳統中醫的看法，這才是我撰寫本書的主要目的。

透過此書，我希望讓大家了解，中醫不只是醫師養家混口飯的工具，也是人人可以安身立命的醫療方式。相信您看過之後，會擁有不同以往的觀點。所以請一起進入「翻轉中醫」的世界吧！

目錄

目錄

調情志

一般常見病的中醫觀點與治療方法

慎醫藥

是藥，就有三分毒，
無論吃藥還是選醫師都要謹慎。

相信自己，瞭解中醫

身為一個中醫師，我每天面對許多因病痛前來求診的病人，每張求診的愁容背後，多少都掩蓋著內心對醫療的期待與惶恐。每位患者總是期待能遇到一位一次就解決自己身上病痛的良醫，但也擔心醫師能否對自己的病況瞭若指掌，害怕萬一診斷數據不充分，是否會影響到病情的診斷與治療。因此，夾雜期待、擔心與恐懼的心情，總是在疾病上身後，反覆出現在患者身上。

我遇過許多病人，看診時總是帶著西醫的檢查數據與X光片來求診，目的就是希望提供更多數據給看診醫師，以得到有更明確的治療方向。病人這樣的考量，立意固然良善，但也間接造成一些病患只相信檢查數據的表象，對於自己身體即時發出的症狀訊息，卻不知從何說明起。

其實若有心瞭解中醫多一點，就能提早發現自己身體發出的警訊，進而避免疾病發生，減少不必要的醫療檢查。雖然定期做健康檢查，已經是大家習以為常的觀念，但偶爾也會讓人產生自己身體依舊健康的錯覺。

就像有些人的健檢數據和器官檢查都正常，可是身體卻出現頭昏、腦脹、食慾不佳等身體不適現象，西醫檢查後仍然沒發現毛病，這時總讓人無所適從。其實這時候若改看中醫，也許只是肝鬱不舒所產生的症狀，只要吃幾帖中藥，甚至針灸幾針後就能馬上緩解，何必大費周章做些幫助不大的檢查，只為了證明自己的疾病產生原因是什麼？

有的人也許是太勞累，不小心閃到腰，就立即到醫院做斷層掃描檢查，結果發現椎間盤安好無異樣，可是疼痛卻依舊，只好靠吃止痛藥、打止痛針緩解症狀，此時若尋求中醫治療，應該當下可緩解大半疼痛。此後若想追根究柢去釐清是否為骨頭病變所造成，再去進行檢查，不是更貼切？太多人在疾病發生後，養成先找出病因，才能對症治療的觀點，寧願捨棄先緩解疼痛，反而先做檢查，都是捨本逐末的作法。

真正定期健檢，只是注意到身體某一部分，應隨時注意自己身體的感受、生活起居作息和飲食習慣的變化，這才是最重要的。當身體不舒服時，檢查數據可以當參考，但最重要的，還是要相信自己的感覺。當大家覺得身體有點異樣時，建議應該及時請教有經驗的中醫師調理，才可能在疾病擴大惡化前適時緩解。

有位七十幾歲的老太太，最初因身體酸痛來看中醫，而且只看針灸，後來才知道，她長時間在吃西醫的鎮靜安神藥、高血壓藥，所以對中藥敬謝不敏。但隨著看診次數變多，我也慢慢瞭解她的故事。

她在來給我看診之前，是華航首幾屆的空姐，之後嫁入豪門，但結婚生完小孩後，即與前夫離異，人生頓時從光鮮亮麗跌落谷底。也許經不起這麼大的生活轉變，身心每況愈下，三高症狀一一上身，每天都在服用西藥，直到開始給我看診後，她對自己身體的觀念，才漸漸改變。

剛開始我建議這位「資深空姐」暫停服用精神安神藥，結果她接受我的提議，完全停用西藥，但很快地，她就消失在我的診間。後來我從其他病人口中得知，她因為停了西藥，開始出現戒斷反應，家人要求她再吃西藥，且不讓她再吃中藥，除非只是針灸。當然我也被迫不許再叫她停用西藥，否則她將不能再來找我看診。

後來，她經歷開刀、住院，中醫都沒有機會再參與治療，等她再來找我看診時，體重大幅飆升，身體機能每況愈下，但她表明只要針灸減重就好，其餘毛病要我不用理她。因為高血壓時，她認為只要吃降壓藥就可；高血脂時，她只想吃降血脂藥控制，而失眠只吃安眠藥就可，她不認為長期吃西藥有何不好，只要檢查數據正常就好！我一再跟她解釋，數據只是參考，要相信自己身體的感覺！

剛開始，這位「資深空姐」仍不能接受我的講法，後來在只接受「針灸」的治療下，身體情況越來越好，她才繼續配合我建議的中醫治療。但她的身體狀況已不如當年，眼睛突出、呼吸聲大而急促，有月亮臉與水牛肩，還不時夾雜脖子的不自主轉動。原先玲瓏細緻的身材大為走樣，亮白的皮膚也多了幾道開刀後的傷疤。

她在經歷幾次生死交關後，慢慢體會到我的中醫看法，也開始學習與自己的身體對話，迄今過了十多年，她氣色亮麗地持續找我保健治療。看來相信自己、瞭解中醫，比單純只用西醫來治病，會有更多意想不到的效果呢！

我自己這幾年看診下來，深深覺得人們不應該只相信醫師、相信數據、相信影像，甚至是網路傳來傳去的保健觀念，而放棄對自己身體的感受與對話。尤其現在科技發達，太相信科學數據與影像，很可能會像「刻舟求劍」一樣，很容易就產生偏差的觀點，進而影響對自我身體的判斷力。

例如，有高血壓的人，多半會有頭昏腦脹等身體不適症狀，若當下去量血壓時，血壓值可能偏高，但也可能是正常或偏低。通常出現這種狀況時，一般人也莫衷一是，到底該相信數據？還是相信自己身體的感覺呢？

很多時候，當身體檢查的各項指標完全正常時，西醫師多半會說你沒病，別庸人自擾，但等到身體不舒服到某一程度，才真正把某某疾病這頂「高帽子」給你扣上，一般人都默默接受，然後長期服藥控制。就像現在，幾乎沒有人被西醫宣布罹患高血壓、糖尿病等疾病時，還可以很快脫離這些慢性疾病的糾纏吧！

所以，**隨時注意自己的身體變化，並適時加以調整、改變生活作息和飲食習慣，這樣才是中醫裡所說「上工治未病」的最高境界**，也比事後發現疾病，才要開始治療實際多了。但在這裡還是要強調，身體是自己的，可沒要大家因此完全脫離西醫診治，目的只是希望好的治療方法越多越好而已。

現代醫學的迷思

大家從出生到終老，幾乎都長期接受西醫思維體制的洗禮，因此西醫對每個人的健康與生活，扮演著舉足輕重的角色。從小學開始，就接觸西醫的觀念與教育，也都清楚西醫看病的程序：問診、開單檢查、診斷到最後如開藥、手術等醫療處置。西醫這套標準作業流程，就像是個一體成形的汽車製造工業，好像每個國家的西醫，都是用此種方式來看病，把世界所有疾病都統一化了。

西醫這樣的好處是治療疾病標準化，醫師可在短時間內看很多病人，把人當成機器一樣看待，頭痛醫頭，腳痛醫腳，到處分科，而大家也都熟悉這種看病模式。

但是，每個人的身體好壞，本來就不是一個一成不變的標準，若只是靠「眼見為憑」的數據和影像來治病，很容易流於形式，造成以偏蓋全的情況。近年來不少醫療糾紛浮出檯面，像是產前嬰兒篩檢，檢查時都正常，生出來時卻缺手缺腳，這類案子時有耳聞。

其實醫學的進步，需要我們共同維護與批評。今日西醫不但獲得普羅大眾支持，對於民眾健康，也有著功不可沒的地位。但是，再怎麼完美的醫學，也會有缺點，在這提出來，並非要與西醫對立，只是想告訴大家，治療身體、維護健康的方法越多越好，相信中西醫攜手合作，可創造更和諧的健康人生。

還記得前陣子，南部出現一件離奇醫療事件，似乎點出了西醫的盲點。當時有一群學生，在吃完自己做的蛋糕後，集體出現手不斷抖動的情況。緊急送醫後，在現代醫學科技的檢驗下，卻查不出個所以然。結果謠言四起，被下毒、集體吸毒後反應，甚至還有歇斯底里等怪力亂神的理由都出爐，但就是因為找不出真正原因，也無法有效治療，後來整個事件，在沒有後續追蹤下不了了之。

其實不管中醫或西醫，多少都有各自的盲點。上述例子並不是也無意要嘲笑西醫，只想建議讀者們，是不是有時候可以「轉換」個觀念，「翻轉」個想法，在西醫一時看不到答案時，試著用中醫的方式，搞不好有耳目一新的收穫喔！

細菌和病毒都算古生物，它們比起人類，在地球上應該多生存了幾千萬年。但人類們總以為自己是萬物的主宰，想要掌控一切，因此產生西醫對抗人體的細菌病毒，採取這般凡是「非我族類」，一律採取「趕盡殺絕」的態度，用起藥來，幾乎毫不留情面。

剛開始用藥，病菌可能會「暫時」消失於無形，讓人誤以為戰勝病魔，表面上壓制了細菌病毒的肆虐，卻又不能保證不會春風吹又生，所以藥物越用越重，只要有一天細菌病毒出現抗藥性，或改以另一種型態出現，西醫們可能會在短時間內束手無策，最後結果，往往是兩敗俱傷。產生此種浩劫的最近例子就是二〇〇三年讓全球聞之色變的ＳＡＲＳ，人人產生恐慌，卻又莫可奈何，二〇一四年的伊波拉病毒噬瘧，也是讓大家恐慌而不知該如何處理與應對。

面對微生物，西醫總有一套殺菌、滅毒的策略與藥物。但若不能徹底滅絕，多半只能採取「隔離」的消極逃避態度；而一些免疫遺傳問題或器官毛病，也多半只能採取「控制」症狀的處理。再次重申，我並無意批評西醫，只想讓大家有多一點思考與選擇，如高血壓、高血脂、糖尿病等現代文明病，若只能選擇長期服用西藥來控制，長久來看，對身體是一種「治標不治本」的作法，看不太出治療成效，也無法改變藥越吃越重的趨勢。

二〇一三年年初，美國影星安潔莉娜．裘利做了一件震驚世界的行為，就是把自己的乳房切除，只為了避免重蹈母親得乳癌的覆轍。姑且不論她真正的動機，但若為了避免產生乳癌而切除乳房，以中醫觀點看來，其實是鴕鳥心態，以為眼不見為淨，就不會得到這種疾病。其實，不去除讓乳癌產生的原因，卻只想把癌細胞喜歡聚集的地方剷除，很難保證它不會到別的地方去聚集發展。

人類所有的基因序列早已被解開，但到目前為止，還是無法根據基因序列，創造出新的生命，由此可知身體的奧妙。西醫都是用化學的邏輯方法，來治療人類的疾病，臨床上抽一管五ＣＣ血液，就可知道身體心、肝、腎功能的好壞，可知道血色素高低，也能知道自己血糖高低。

但人若真的生病，其實很難單靠這些數據的高低來判定治療方向。因為在改善這些檢驗數據後，許多身體問題其實只是暫時被壓制，誰都說不準疾病會在哪天大反撲，而且來勢洶洶。就像近年癌症病人逐年增加，年齡層下降，誰能說這跟當下疾病被壓制無關？

我自己在診間看了許多病人，有些人會拿檢驗報告與X光片來中醫求診，目的就是希望醫師能以更多診斷方式來治療，以加速疾病康復。通常我會先用中醫方式來診斷，再用中醫的針藥治療，西醫的檢驗報告，我並不排斥把它當成診治參考，但我深信，中醫體系的形成，有它特定的道理存在，若只用中藥治療，但捨棄中醫的思維觀點，就像中藥加入西藥一樣，容易失去治療方向，對疾病治療也很難產生正面效應。

大家都習慣用西醫的思維來看中醫，認為中醫溫和，康復速度比較慢，其實都是不太了解中醫的現象。我迄今堅持的中醫看病方式，是以隨緣的態度來看待求診病患。我認為**醫療有時就像信仰，相信就會產生無比的正面力量，若是抱著懷疑態度，往往療效也會被打折扣。**

就像有些患者會懷疑，怎麼中醫小小幾根針，就能矯正坐骨神經或骨刺壓迫？其實目前西醫界，也開始大量使用中醫的針灸方式，來治療以往只靠吃止痛藥來壓制的病痛，我清楚知道，西醫界的有心人士，也瞭解自己所學的醫學出現盲點，而想用中醫來解決西醫治療還不太能得心應手的疾病，我想這是西醫界進步與厲害的地方。

有個真實故事在我的同事間流傳，話說一位大陸老中醫，在國內享譽盛名，求診患者人數眾多，看診掛號都要掛到好幾年後，醫術應該有一定本事。怎知在接受國家徵召去歐洲看診幾年，以為可以打響中醫名號，建立國民外交，怎知事與願違，每天看診人數門可羅雀，頂多是一些華裔人士，當地歐洲人幾乎無人光臨，讓他自己一時也失去信心，後來輾轉打聽，才知是當地人們無法接受用樹皮草根來治病，更無法接受中醫用昆蟲的屍體或大便來用藥，其實現在西藥有一種抗癌藥，是從人體尿液中萃取出來的，真不知外國人知道後，會不會嚇一大跳？

以上是真實故事，也是真實的笑話。中醫在台灣，並非只適合給國人看，它的範圍大蓋已被限縮在「只適合給相信中醫的人看吧！」當然這也是笑話，看看中醫就診率的提高，就知道中醫遲早會與西醫並駕齊驅，到時才是國人健康之福。

記得幾年前，有一本暢銷書叫《人體使用手冊》，作者在開頭，就提出了**西醫的三大盲點**指標：

①西醫自從一九六〇年以來，發明沙賓疫苗把造成小兒麻痺的病毒滅絕後，迄今就未再有任何細菌被宣稱絕跡。

②西醫對於三高疾病的治療只能控制，還沒有聽過被治癒的案例，其中也包括了令大家聞之色變的癌症。

③每年歐美西醫學界，都有醫學諾貝爾獎的得主，每年也都提出新觀點，但就是沒有任何慢性疾病被克服。

這本書已出版將近十年，期間也曾耳聞西醫界有一些重大的研究突破，像是幾年前的臍帶血幹細胞，寄託了多少人的期待，但至今依舊只是耳聞而已。把人體比喻成一台電腦，西醫就像維修電腦的硬體部分，看到電腦壞掉的部分就可以處理，但是電腦的軟體部分，就不是西醫的強項，真的得靠中醫這般醫學思維來治療才能全面。

說到此處，也許有人會問，中醫在這幾年有何貢獻？其實中醫已經有幾千年的歷史，若說沒貢獻，老早就被淘汰在時間的洪流裡。真要提到近年來的貢獻，二〇〇三那年，SARS在香港蔓延，要不是當時香港政府，破天荒讓中醫參與治療，可能SARS的致死率會更高，它的貢獻可是有深遠的影響！另外，高血壓、糖尿病、高血脂讓中醫治癒也時有所聞，只是很多人不相信，也不會一開始就去尋求中醫診治。

因此筆者想藉此機會，讓大家好好認識一下中醫，而不是一味地老王賣瓜，自吹自誇而已。

中醫目前的困境

我記得自己剛進入中醫學院時，只知道未來工作應該離不開把脈、看診、針灸和開處方。穿著西醫的白袍面對普羅大眾的病痛，表面上很像個西醫師，但認真想想，這樣的外在包裝，能否顯現出中醫治病的武器？讓民眾清楚知道中醫能幫助些什麼？

西醫在精密檢測的儀器下，所有細菌、病毒幾乎無所遁形，藥物是化學合成，可以精確算出對微生物的致死劑量，但中醫光靠三根手指、幾根針、一些草根樹皮及一些昆蟲、動物屍體，甚至動物排泄物，就可以治病嗎？偶爾幫病人按摩，讓病痛舒緩，但在衛生官員眼裡，卻是不能宣稱療效的雕蟲小技，中醫真的是治病的醫學嗎？

有許多人以為說出中醫界今日的困境，是搬石頭來砸自己的痛處，不希望我對中醫這般落井下石。但其實我的用意是在提醒我們中醫同道要知己知彼，不要妄自菲薄，更不要自憐自哀般地無病呻吟，其實中醫至今還在社會流傳，有著不敗的神秘魅力，要不是它有獨特性，也不會有歐美人士相繼研究。因為中醫的前景與療效，常常不斷出現「神蹟」，讓大家有目共睹，是真的值得世人瞭解、珍惜和發揚光大的。

我自己畢業於中醫醫學院，過去上課時，課程都是中西醫學夾雜的必修課程。西醫學診斷明確、數字精準、影像清晰、藥物使用的目標作用明確，彷彿所有細菌、病毒、寄生蟲等疾病，只要被發現侵入人體，在檢驗後幾乎逃不出醫師的手掌心。面對人的生、老、病、死，幾乎無所不包，甚至人死後，還可以解剖屍體知道死亡的原因。

對比西醫，中醫就顯得老態龍鍾，治病速度似乎跟不上科技進步，大家也口耳相傳，中醫只能慢性調理，遇上急症，終究上不了檯面。研究中醫的傷寒、溫病學，不配合西醫科學研究數據，一定上不了科學期刊。似乎在現代醫療體系中，中醫只是個可有可無的角色，甚至只是輔助西醫的配角而已。

台灣政府官員大都是以此心態在看待中醫，反觀世界各地，卻如火如荼在研究中醫。像中醫在韓國，被稱為「韓醫」，是當地有錢的上流社會人士在看的醫療體系；而在日本，中醫被稱為「東洋醫學」，也有一定的醫學地位，另外，在德國、美國、加拿大等國家的中醫針灸熱，都是在現有醫學下，尋求另類醫療的替代醫學主力，在國外可看到，中醫熱方興未艾！

中醫課程雖然都是以五行陰陽為開場，也都是靠古書、古文、古醫案在撐場，猶如一門沒有任何科學根據的玄學。西醫就像現代電影，燈光、音效、劇情精彩十足，可馬上吸引許多目光，然而中醫似乎比較像落寞的野台布袋戲，零星觀眾只是偶爾「路過」，台上師傅賣力演出，雖然十八般武藝樣樣精通，但台下觀眾卻屈指可數！此等際遇有點像今日的臨床中醫師，雖然處境淒涼，但似乎只是一時沈潛，若有越來越多人能瞭解中醫，未來的大鳴大放，將指日可待。

其實中醫一直在找一個可以被現代醫學解釋的理解方法，只是還沒找到很貼切的方式，因此被冠上「不科學」之名。中醫一直認為，人體是一個完整的小宇宙，利用陰陽五行理論，使用在肉眼之外就能治病的方式，但中醫這種神乎其技的治病方法，在今日強調「實證醫學」的年代，其實顯得格格不入。

西醫認為科學應該要有重複性，不管什麼疾病，是誰治療，只要相同藥物，相同技術，都應該可以被治癒。可惜，中醫似乎不能被他們所接受，最主要的原因是中醫認為，人都是一個獨立、完整的個體，就算生活在同一個屋簷下的雙胞胎，也不可能每次都一樣感冒生病，然後同時用藥，同時康復。其理由是彼此體質不同，抵抗力當然有差異。若一直把中醫限縮在西醫框架下，中醫只會步入日逐漸式微的下場。

有時我常在想，在科技迅速進步的年代，中醫能有多少舞台？過去的我曾帶著疑問學習、瞭解中醫，也不斷在書本裡尋求學習中醫的信心，到醫院實習時，總會問問已踏入中醫臨床的前輩們「什麼是中醫？」「一般人對中醫的看法與定位為何？」得到的回答多半是望、聞、問、切等一些大眾對中醫的簡單印象。

不過曾有一位資深主任醫師回答：「中醫只不過是一種騙吃騙喝的行業而已。」他總是語帶輕鬆，一副與世無爭的模樣，難怪求診人數無法與其他中醫師較量。但他的回答，曾讓我耿耿於懷，心想自己是中醫師，都這樣看待中醫，又怎能期望其他民眾對中醫有所期待？後來這幾年自己才逐漸體會，也許那位醫師，是崇尚道家的「無為思想」，把看中醫當成一種「願者上鉤」的隨緣心態，自然有懂得中醫的人，慢慢瞭解中醫的好吧！這才讓我逐漸釋懷。

十多年過去，自己從清澀無知的初生之犢，慢慢蛻變成識途老馬，不再與不懂中醫或不相信中醫的人爭辯，中醫到底科不科學？能不能治病？一切隨緣，總會遇到有緣人，會相信中醫可以治療他們的毛病。真正了解中醫，才能體會中醫真的可以避免許多疾病發生，解決許多目前西醫無法治癒的疾病。

曾有醫學院同學好友，在畢業後多年，家中小孩有天突然發高燒，體溫高高低低不穩定，症狀也反反覆覆，身為中醫的他，也跟一般民眾一樣，先尋求西醫治療。但住院檢查、吃退燒藥，都找不出原因，西醫說這是免疫問題，可能要吃類固醇控制，他聽到更慌了，打電話問我用中醫方法可行嗎？我聽了小孩情況，直覺是中醫典型的往來寒熱症狀，建議吃小柴胡湯，結果才吃了一包科學中藥藥粉，小孩子發燒的情況便立即改善。西醫住院治療檢查兩週，都沒找到病因與切確的治療方式，小孩最後居然靠中醫方法緩解症狀，讓我同學和西醫們都驚訝不已。

目前中醫在台灣，仍面臨許多嚴苛的挑戰與批評，許多中醫師同意法令跟著西醫思維在走，使醫學專科化的趨勢正逐漸瓦解。這種情況，在大醫院的中醫科特別明顯。因為現在醫院不斷教導民眾，把自己身體分割成越來越小的部分，假如一個病人同時罹患數種疾病，到大醫院看診時，就必須掛好幾科的號。

很多病人一天求診下來，可能看了腸胃科、泌尿科或耳鼻喉科等，如有身體酸痛，可能還會去看中醫的傷科或針灸。姑且不論有無重複開藥的浪費現象，很多病人一整天下來，時間完全被看診、吃藥排滿，中醫常是最先被看診病人排除的第一選項。久而久之，中醫也逐漸淪為只能處理酸痛小毛病的次專科了。

曾聽過一個笑話，說有個人因吃東西不注意，不小心把假牙連食物一起吞下肚，趕緊跑去看牙醫。牙醫在口腔裡檢查了半天，因為看不到假牙，建議他去看消化科；消化科醫師拿了聽診器聽了聽肚子，沒有發現異樣，建議他先去 X 光科照片子，結果他轉診照了片子，沒發現假牙，於是建議他去看大腸直腸科，結果經過一番折騰，找不到確切病因，只好灰心地去看了中醫。中醫聽了他的敘述後開立瀉藥，回家後他拉了肚子，才在糞便中找到那顆假牙。他花了一整天時間，才發現假牙，感觸地說：「以後只要看中醫就好……。」

今日中醫醫療政策制定，多少有些中醫界人士參與，但卻訂定一些違反中醫基本思維的政策，讓我個人覺得匪夷所思；更慘的是，臨床上的一些中醫師們，卻也心甘情願配合，讓中醫迄今還無法登上醫療界的大雅之堂。

猶記自己剛畢業到醫院上班時，當時的長官還規定我們，只要是排定什麼科診的醫師，就必須用該科的醫療方式。例如今天看內科，就不能用針灸。結果曾有一個病人扭傷腳踝臨時來醫院的中醫科看診，但當時的中醫門診只有內科與婦科有醫師看診，當下資深護士也不問我是否要收此病人診，就直接跟病人說：「我們傷科下午才開診，請下午再來！」

當下我幾乎傻眼，醫院不該以救人為第一要務嗎？居然會以分科這樣的理由來推掉病人，除了限縮中醫本有外科也可以內治的方式，更讓病人覺得中醫也是個「頭痛醫頭，腳痛醫腳」的醫學。當然我還是看了診，用兩根針讓他立即緩解疼痛，惹得這名資深護士不太高興去告狀，讓我從此在長官面前黑掉許多。

此外，中藥加西藥、中藥含重金屬、中藥含雌激素、中藥很多是毒藥、及中藥吃多、吃久要洗腎等負面傳聞，每年總是舊聞新炒，讓中醫負面消息層出不窮。往往讓基層中醫師疲於應付，卻也不見中醫高層出面解釋，只能無奈地對自己看診的病人做些解釋與回應。

中醫的困境與大眾會有這樣的觀感，應該是多數人對中醫的了解不夠多，解釋的人和方法不合大家口味，因此我才會有想讓更多人瞭解中醫的念頭。透過了解中醫，這樣中醫才能有效擺脫目前的許多困境，為大眾提供更好的醫療服務。

雖然中醫開宗明義講的都是陰陽五行、四氣五味、表裡虛實等等既抽象又玄學的名詞，讓人以為中醫只是一門不入流、不科學的醫學，其實中醫是取法大自然，根據陰陽五行、天人相應等法則，創造出的一套一貫醫療體系，與西醫從實驗室和解剖動物活體、人類屍體而發展出來的理論是不同的。

臨床上常見許多病人一出手，卻不開口，一副只要中醫師把脈斷生死的態度，其實這些現象都是對中醫一知半解所造成的。因此在這本書裡，我想清楚說明什麼是中醫？你對中醫認識有多少？中醫到底是如何治病？中醫與你的生活有何關係？想要知道它的奧妙，建議你繼續看下去。

識中醫

「中醫」的「中」字，
意思是不偏不倚，像個天秤一樣，
所以中醫並不全然單指中國醫學，
它還有中庸、不偏頗的含意存在，
因此，中醫最基本的觀點就是，
只要身體平衡，自然就健康。

「中醫」裡的「中」字，意思是不偏不倚，像個天秤一樣，所以中醫並不全然單指中國醫學，它還有中庸、不偏頗的含意存在。想要身體健康，方法至少有二種，一是在身體較重的一側減輕重量，不然就是在較輕的一側增加重量，只要身體平衡，自然就健康。

中醫在二千多年以前，就以「天人相應」的宇宙宏觀為指導，以陰陽五行為說理方式，還用臟腑經絡為核心，建構出一個抽象度極高、涵養性極廣、解釋和推理功能極強的醫學理論系統。

而這套系統，完全不同於西醫的實證醫學，不但刻意針對物質微觀結構，進行細緻分析，也把實證醫學的基礎——解剖學——摒除在一邊，最主要的原因是，後來的中醫師並不需要熟悉人體解剖也能治療疾病，因此慢慢形成中醫自己一套完整的辨證醫學理論。

換句話說，**中醫的治療，主要著眼於治療對象的功能好壞與否，在得其「意」的基礎上，盡可能忘其「形」，也就是不以眼見為真，因為身體機能過於龐雜，很難以眼睛所看到的，就視為真的事實。**

相信大家都聽過一則神話故事，那就是「神農嚐百草，一日遇七十毒」。好一個不怕死的人體實驗故事，雖然是神話，也像是笑話，但卻是我們祖先們冒著生命危險的親身經歷，才累積出今日的中醫。因此中藥有它悠久的歷史，而不像西醫用動物實驗後的結果，來類推用藥於人體身上，因為中醫可是幾千年人體實驗累積下來的傳承啊！

我曾在臨床上遇到一個真實案例，一名年約三十多歲的年輕少婦，每次月經來都疼痛不堪，但到大醫院檢查都無異狀，她覺得每個月這樣循環性疼痛也不是辦法，半年後，她決定進行細部檢查。

結果，這次檢查竟讓她真的「心想事成」。這名少婦透過檢查，發現在子宮後有一個 5×9 公分的圓形黑黑不明物，當時醫師們研判是不好的腫瘤，建議她立即手術切除，讓她當下有點震驚。為了保險起見，她又私下再到另一間醫院檢查，結果也得到相同答案，因此只好無奈接受醫師建議，準備接受手術割除。

但就在手術前一天，醫師心血來潮想用超音波再看一次手術前的腫瘤模樣，結果竟發現原先 5×9 公分的疑似腫瘤不明物，居然消失得無影無蹤，嚇壞了在場所有的醫師。

後來醫師詢問那位小姐，這星期生活有何變化？那小姐回答：「手術前，算算週期，剛好月經快要來，因此想說等月經結束後再安排開刀。事後回想，才發現可能是月經前所造成的囊包，被誤以為是腫瘤。」所幸這延遲手術的想法，讓她避免一次無謂的手術，也證明身體上的現象，若只經由眼睛看到的影像，真的不能代表一切。

但還是有人說，中醫只是一種經驗醫學，像上述例子只是偶然現象，沒有一定脈絡可循。這種感覺，就像是在大海中漂泊的船，不小心靠了岸，治好了疑難雜症，只能說是運氣而已，不代表中醫真能治病。

也許有人話說得很重，批評中醫是只憑經驗或運氣的醫療，但在現實情況裡，若被西醫判定一輩子無法根治的毛病，有多少人會束手就擒放棄其他醫療方式？我想絕大部分的人，仍想尋求減緩病痛和延續生命的方法。

西醫在治療癌症時，對方向性的指標和治癒機會，都會採取審慎保留的態度，也因此，為什麼同樣的癌症疾病，同樣的治療方式（放化療），指標方向明確，甚至用藥相同，可是每個病人的預後情況卻不太一樣，總結原因，大都是西醫只講求治「病」，而中醫則是在治「人」了。

中醫講陰陽、講五行、講體質、講臟腑、講經絡、講六邪、講七情、講飲食宜忌、講四氣五味等等，都以居處在地球上的渺小人類自居，因此要生活在這大自然的人們學習敬天、順應四時氣候變化、選擇適合的居處、謹慎選擇適合自己的醫學和藥物，唯有這樣，才能真正認識中醫、治療病人。

由於大家對西醫的認識，多從諸如基礎生物、化學、解剖等教育開始不斷培養訓練，因此大家對西醫觀點習以為常，反觀中醫的基礎教育，都是來自家中長輩傳承，或是自學，近代才有一些專業教育出現。中醫在被西方醫學取代之前，它曾是東方民族（中國、日本、朝鮮）賴以為濟的生活醫學，只是被西醫取代之後，就被冠上不靠譜、不科學等說法。

為了恢復大家對中醫的信心並增加瞭解，以下介紹一些中醫的基本觀念。

陰陽

陰陽是總括宇宙中一切相互對立又相互依賴的兩類事務，也是中醫對任何疾病最基礎的簡單二分法。

在蠻荒時代，人類日出而作，日落而息，有天有地，有白天有黑夜，有男性有女性，萬物被簡單區分二大類，不是陰就是陽，一切現象都有正反二方面，因此古人就用這個概念解釋自然界兩種對立和消長的勢力。所以《黃帝內經．陰陽應象大論》中提到：「陰陽者，天地之道也，萬物之綱紀，變化之父母，生殺之本始，神明之府也，治病必求於本。」一語說出大自然中萬物生命的綱要。

人的身體是天地中的一小部分，自然也分陰陽，陰陽表面是對立，卻也無法彼此分割，整個太極圖中的陰陽魚，就是很明確的代表，彼此相生相息，互相轉化成一個和諧圓的太極，也表達出陰陽輪轉、相反相成是萬物生成變化的哲理。

陰陽學說又認為，整個大自然是陰陽對立又統一的結果，同時事物的陰陽屬性又是相對的，如晝為陽、夜為陰，若上午與下午相對而言，則上午為陽中之陽，下午為陽中之陰；若前半夜與後半夜相對而言，則前半夜為陰中之陰，後半夜為陰中之陽，所以可見陰陽之中又有陰陽之分。這種陰陽相對又統一的現象，普遍存在於這世界。

再從生活中簡單區分，如果是劇烈運動、向外、上升、溫熱、明亮的都屬於陽；相對靜止、內守、下降、寒冷的多屬於陰；若以中醫來說，在人體中具有推動、溫煦、興奮等作用和功能，都可歸納於陽；如對人體具有凝聚、滋潤、抑制作用的物質和功能，就統歸於陰。

上述說明都點出一個道理，就是「天人相應」，如春天應該暖和卻還是寒涼，冬天氣溫應該寒冷卻反常地溫暖，這都是讓人容易產生疾病的氣候；有時天氣陰雨太多、有時久旱不雨等自然界很常見的氣候變化，其實都會直接影響人的身體。這是因為人們無法改變大自然整個環境氣候變化，只有讓身體適應這些氣候的無常變化，才能免於遭受外在因素干擾身體健康。而這也是古人用「陰陽消長」的道理，來說明自然環境和氣候的變化，並指出陰陽四時的變化，是萬物生長、收藏的根本發展規律。人們如果要想健康長壽，就只能順從自然的節氣變化。看看近幾年來世界各地颱風、地震、海嘯等天災頻傳，就清楚明白自然界偉大的力量所在，因此我們也才知道「人定勝天」只是阿Q式的口號。

當然若以陰陽說明人體病理上的變化來看，我們可以知道人體內外、表裡、上下各部位的物質與物質、功能與功能、功能與物質之間，都應該保持相對的陰陽協調；也唯有如此，才能維持正常的生理活動。因為**中醫認為，疾病的發生，都是陰陽失調所導致的**。

我們的生活周遭，充斥著許多看不到的各類細菌，但大家依舊相安無事，不只是身體外，身體內的胃、腸、食道、氣管等器官臟腑的病菌更是多到不可勝數，但絕大部分狀況下，彼此都和平共處也各自行事。

只是我們的身體，如果在外面受到「六邪」——風、寒、暑、濕、燥、火——的侵襲，而內在受到「七情」——喜、怒、憂、思、悲恐、驚——的影響，就很容易造成外在環境與內部環境的變化，進而產生身體體質改變。如此便給了某些致病細菌和病毒，一個有利的生存條件，因此致病細菌們，就以等比級數方式，不斷複製與繁殖；再加上時間的催化，讓身體產生一個陰陽極度不平衡的狀態，此時身體就會產生疾病的現象，而這個現象就是我們常說的「生病」了。

我們都知道，每次流行感冒季節來臨，政府單位都會呼籲民眾接種流感疫苗；大家一直以來所接受的健康教育，也多認為疫苗是萬靈丹，以為施打後就不會感冒。結果校園學童感冒人數在季節交替時，常常不減反增；因施打疫苗所產生的後遺症問題，依舊層出不窮，讓人要打也不是，不打也不是。

其實中醫認為「正氣存內，邪不可干」，指的是只要自身抵抗能力足夠，注意自己體內陰陽平衡的協調，任何外在病菌，根本無法干預侵擾我們的身體。畢竟病菌在這世上存活的比人類還久，實在沒有理由像鳩占鵲巢似的，要它們不能一起生存在這地球上。

再來，要簡單說說中醫裡認知的陰陽，《黃帝內經．陰陽應象大論》：「天地者，萬物之上下也；陰陽者，血氣之男女也；左右者，陰陽之道路也；水火者，陰陽之徵兆也。」

從這段話我們可以看出，大自然裡的天為陽，地就是陰；白天為陽，夜晚是陰；晴天為陽，陰天為陰；秋冬為陰，春夏為陽；天寒為陰，天熱為陽。

以人來說，男為陽，女為陰，如果再將人體細分，人的腹部為陰，背部為陽；五臟為陰，六腑為陽，事物則動為陽，靜為陰，陰與陽並非永遠靜止不動，而是互相轉化，才能產生生命。四季氣溫如春暖、夏熱、秋涼、冬寒等氣候寒熱的變化相互交替，就是陰陽相生轉化的體現，生命也因此不斷在更替，並一直繁衍下去。所以陰與陽是互為根本，倘若只有陰而無陽，事物難以產生，只有陽而沒有陰，事物也難以有變化。

在人體中，以中醫生理來解釋陽，它可以化氣，以顯示功能，陰可以成形，以便構成精血臟器。簡單分類歸納，一個人的氣、動、熱、多言是屬陽；血、靜、寒、寡言均屬陰；在病理上就會出現陽盛則熱，陰盛則寒，暴怒傷陰，暴喜傷陽等陰虛、陽虛、陰盛、陽盛的症狀與現象。

所以知道陰陽在人體內平衡的原理後，我們就可以採用這理論，來避免很多疾病。比如人人聞之色變的癌症，其實癌細胞在身體內的發展，都是需要一定時間和環境才能產生，因此不需在發現它們的蹤跡後，就一定要立刻趕盡殺絕，畢竟癌細胞，也是體內原先的細胞轉化而來，它不會傳染，也不是遺傳疾病，但它就是會改變。

舉個例子來說，就像一個社會中，總有好人與壞人存在，他們是相對的，好人都在陽面，受人肯定；但壞人也一定有，只是比較少，都在陰暗面。大家都在一定的社會秩序下生活，因此在社會秩序很正常的時候，有幾個壞人沒關係，他們的力量不至於大到興風作浪；相反地，如果整個控制社會的安定力量產生紊亂，讓好人與正義無法伸張，公道正義都亂了套，好人有時也會為了生存而變成盜匪。

像前陣子菲律賓颱風造成的傷害，大家為了生存，許多災民都成了搶匪，讓原先社會秩序都亂了套，壞人因此坐大。所以中醫面對癌細胞，是先找出病因，然後再做處置，與西醫只有趕盡殺絕的方式不同。因此只要調整好身體內的陰陽平衡比例，讓身體主動去應對周遭環境的變化，其實就像一場翻轉棋遊戲，也像近朱者赤的道理一樣，因為腫瘤不是只會無止境變大，也應該會變小。這是中醫陰陽轉化的例子，可惜大部分的人都不太懂，也不太想去深入瞭解。

因此，中醫認為陰陽對身體調和很重要，只要身體虛弱，陰陽不調和，很容易就會給致病因子生存和發展的條件。其實地球上的致病因子，早早就生存在這大自然裡，它有它的功能與存在道理，如果它沒存在的必要，也不需要人類這麼大費周章去消滅，因為大自然自然會消滅它們。

像二〇〇三年的ＳＡＲＳ，就是這種來的快，去也快的現象，所以身體陰陽平衡的觀念，在中醫裡是很重要的。若只是很霸道地想消滅病菌或癌細胞，往往都會適得其反，畢竟許多生命會找出路，病菌與癌細胞也都是一樣，也會尋找適合它們生存的環境。

再看看現在社會上，拜科技之賜，常常看到生活日夜顛倒的青年們，他們身體臟腑功能，本應該是人生最精華的時候，只可惜仗著身體壯碩本錢，不愛惜羽毛，上夜店把酒狂歡，久而久之，身體狀況每況愈下，不但可能毀了身體健康，更毀了自己美好的前程。

我印象最深刻的一個案例，是看過一位剛退伍沒多久的大學生畢業生，在找工作期間，利用休假空檔與幾位朋友一起開車到花東旅遊，可能仗著自己年輕力盛，長途開車，甚至夜遊，結果才出發去了一天多，家屬隔天就接到醫院通知是腦中風，必須緊急開腦手術。後來開刀雖救回一條命，但從此身體左邊偏癱，行動不方便；原本感情很好的女友也因此離開，美好前程變成黑白。

也許有人會問，這與陰陽有何關連？**中醫認為白天為陽，夜晚為陰，生活作息日夜顛倒，就是違反陰陽，違逆大自然與人體生理的作息，這對身體是一種很大的傷害**；再加上長途開車跋涉，對體力是一種負荷，種種不利身體的因素加總在一起，就十分容易產生疾病。

我們也常看到中風、癌症、高血壓等慢性病的出現年齡層不斷下降，也許有人會反駁，我每天睡眠時間足夠，管他是白天睡覺晚上活動，身體也沒問題啊！其實中醫向來認為，逆天、違反人體作息的生理時鐘，就是不對的方式；而且每個時辰氣血活動的臟腑經絡都不一樣，簡單說來，白天黑夜根本就不同，怎能認為睡眠足夠，就能使身體狀況維持一樣。

更何況，上天造人，就把人類設定成日行動物，並沒有要我們違反「日出而作，日落而息」的規律。雖然科技進步，但說要人定勝天，這都是痴人說夢的事情。大自然偉大的力量，根本不是渺小人類所能改變，像近幾年來世界各地的天災不斷，又何嘗不是我們人類過度開發，改變大自然生態後，造成大自然反撲的惡果，所以**順陰陽，是保養好自身健康的第一要務**。

總之，陰陽學說應用於中醫上，是用來解釋人體生理現象及病理變化的規律。一般說來，「陰」是指身體有形的實質物質，即體液，包括血、痰、淚、汗等等。「陽」，則是指人體內無形物質，及一些臟腑機能與氣。陰陽調和，則身體健康；陰陽失調，則百病叢生。

我們可由身體的感覺，知道陰陽是否調和，也可因此知道自己身體是否健康。以下介紹一些陰陽失調的情況，供大家參考。

陽盛陰虛

身體機能過度亢進，精神亢奮，容易耗損體內陰液，而產生發熱、口渴、便祕、頭痛失眠、煩躁不安等症狀。常見於精神燥症及甲狀腺亢進、糖尿病病人。

陽虛陰盛

身體機能衰退，活動力減緩，畏風怕冷，而產生手腳冰冷、容易流汗、小便清長、大便稀溏、精神倦怠等症狀。常見於憂鬱症、甲狀腺機能低下等疾病的病人。

以上陰陽失調狀況，顯示人體內陽氣偏旺，陰氣就必然偏虛損；相反若陰氣太過，就會造成陽氣減少。表面陰陽似乎是相對，但其實彼此也是相互依賴，因為人體的機能活動（陽），必須有營養物質（陰）的滋養；而另一面，機能活動又轉化營養物質，變成身體所需，藉以維持生命。由此可見陰與陽是息息相關的，在我們身體裡不停運轉，是我們不容忽視的事實。

五行

金、木、水、火、土，是現今大家耳熟能詳的五個字，在日本可以在星期幾中看到這幾個字，便可知道他們也深受中醫理論影響。然而今日大家都把五行偏重在看風水與算奇門遁甲之中，有點貶低中醫五行對人身體現象的解釋地位，但其實五行在中醫的道理，也自有一番深意。

五行，就是五種特性，是古人把萬物區分成五種簡單的歸類。它們各有各的特性，彼此關連也相互制約，地位平等，關係時而敵我相對，時而脣齒相依，表面看似複雜，彼此卻有一定的規律可循。因此也是五種物質的運動，是對世間萬物屬性和它們相互聯繫的歸納方法。**中醫的五行學說就是以五行的屬性，聯繫人體的臟腑器官，並以五臟為中心，而運用相生、相剋的理論，來說明人體生理與病理上的變化，進而產生治療方法的方式。**

最早在《尚書．洪範》內文指出：「五行，一曰水，二曰火，三曰木，四曰金，五曰土。水曰潤下，火曰炎上，木曰曲直，金曰從革，土爰稼穡。潤下作鹹，炎上作苦，曲直曰酸，從革作辛，稼穡作甘。」然後在釋義的《尚書大傳》中說：「水火者，百姓之所飲食也；金木者，百姓之所興作也；土者，萬物之所資生，是為人用。」由上可知，五行學說是以五材為基礎，進一步衍生為世上一切事物都是由這五種運動變化而生成。

這是古人觀察自然界現象的總結，若以現代眼光來解釋，其道理是淺顯易懂的。例如木，是指類似樹木有生長、向四旁伸展與剛勁的特性；火是指有炎熱、溫煦向上的特性；土有長養莊稼、生化萬物的特性；金有肅殺、變革的特性；水則有滋潤向下、寒冷的特性。

當然五行配合五臟，有它一定的事實根據，絕不是天馬行空創造出來的玄學理論，以下將為各位進行說明。

木的特性

「木曰曲直」，是指樹木的生長型態，都是枝幹曲直，向上及向外周舒張，因而引申為具有生長、升發、條達舒暢等性質，都屬於木的特性。而在中醫五臟中，又以肝向上舒展的特性與木最相似，也因此肝木有升發的關係。

推演到自然界中，又像四季中的春天，因為古人觀察大自然，發現草木等植物在春天有欣欣向榮，不斷向外向四邊發展的趨勢；而且花草樹木在生長之餘，還不畏風吹雨打，所以利用「取象比類」的方式，把身體的肝膽臟腑，歸類成木的特性，方便醫師在診斷疾病時有個判斷依據。

此外，在木的特性中，有另一個功效就是「著火」，這可能是現代年輕朋友無法體會的現象。記得小時候，在比較鄉村的地方，每到用餐時間，都可以看到炊煙裊裊的景象。因為以前煮飯燒菜都是用煤或柴木當作燃燒的火源，因此柴木是可以生火的，所以五行理論中「木能生火」，有這點含意在，這也是所謂「相生」的基本概念。

如用人來解釋，肝膽屬於木的特性，一旦生氣，就很容易讓木產生火氣，所以有人大怒時，臉色泛紅，怒髮衝冠，嚴重時最常見的就是發生心血管疾病，如腦中風、心肌梗塞等，這就是大家常見的一種問題。

當然有相生就有相剋，草木好端端的長在自己生長的地方，不能移動也不會跑，最怕的，當然就是有人拿斧頭或鋸子等金屬來砍它，所以金剋木，就是說明這種相剋的現象。

若以人體來解釋，就是有肺病的人，往往會影響到肝功能；若以五行觀點來看一種反剋的現象，如木火刑金，即肝火大反剋金的現象，本來是可制約的對象，卻因自身功能或狀況太差，而反被制約。

火的特性

燃燒是一種自然界常見的現象，而且燃燒的方式，都是從下慢慢向上延伸，所以火的特性，就是向上延燒。因此，古人把火當作一種動力的來源，引申到人身上時，心的特性就像火一樣，因為心是推動人身氣血的來源，像火一樣溫煦，也是一個人生命動力來源的象徵，倘若心停止跳動，生命就會終止。

舉例來說，猝死或心肌梗塞都是心臟停止跳動，也就是心是火的特性遭到改變而停止。所以我們常在新聞報導中，看到因為氣溫太快變冷，而產生上述這二類疾病，這是因為寒冷的東西，會影響到火的燃燒旺盛與否。

大家都清楚知道水能滅火，所以用五行來解釋心火的特性，完全符合大自然的常理。火的另一特性是能生土，用個簡單的比喻來說，任何東西凡是經過火的燃燒後，都會產生灰燼而回歸塵土，所以心臟不好的人，通常腸胃功能也不會好到哪裡去，因為火能生土，若不能生土，在中醫裡則會「母病及子」，這種關係可是西醫想都想不到的呢。

倘若火太旺盛，又沒有足夠的水來制約它，通常會影響到肺金，因為大家都知道冶煉金屬，是要靠高溫的火來提煉，真金還是怕火的，所以心火太旺，會影響到肺功能。像是臨床有人得到肺炎，很有可能是心臟先受到感染而起，這是不容忽視的生理現象。

土的特性

大地是滋養萬物的根源，土地是包容生長與孕育的地方，因此有人說「有土斯有財」，而脾可以消化吸收，長養身體，就像土孕育萬物的特性一樣，所以轉換到身上解釋時，土便指脾胃系統，是後天身體之本，也是身體長養的發源地，更是免疫功能的主要來

源，因此脾土可滋養萬物與身體。

土裡孕育、涵養許多物質，所以五行中認為土可以生金，最主要是指土裡含有許多重要物質，可以轉換到身體上來運用。中醫認為，腸胃系統的好與壞，會直接影響到肺功能。像是這幾年國人過敏性鼻炎日益增多，追根究柢，就是腸胃系統不佳所導致。因此，要根治過敏性鼻炎，一定要從脾胃下手，才能見效。

另外大家都清楚「兵來將擋，水來土淹」的道理，表示土可用來制約水。像現在只要下大雨，捷運站入口都會有沙包堆疊，目的就是防止雨水過多，流進位於地下層的捷運站，可見土可擋住水的蔓延與氾濫。

運用在人的身上，當腸胃系統好的時候，可以防止瀉肚子與頻尿的症狀發生，這就是「土剋水」現象的一種解釋。而若有人長年飽受肝膽疾病之苦，他們的腸胃功能通常也不會太好，所以只要是因肝膽問題而去看中醫的，多半在治療時，也會一併考量他們的腸胃系統，不會只是頭痛醫頭地單看肝膽問題。

所以，在根治許多慢性肝膽疾病時，醫師要考慮患者的腸胃功能能否承受。目前西醫治療C型肝炎，一般嚴重時，會建議病人施打干擾素，以抑制C肝病毒，雖然可達到抑制病毒的效果，但只要停止施打，病毒再度死灰復燃的情況也不少。因為剷除病毒容易，但若無法根除產生病毒的原因，永遠都有擔心病毒再復發的可能。

所以注重脾胃功能，是治癒其他複雜性疾病的關鍵，這是中醫利用五行相生相剋的道理，來看待脾胃系統的重要性。

金的特性

金的特性是肅殺與變革，換句話說，金是比較嚴肅且容易施行改革，套用在人體臟腑來說，金指的是肺臟，因為肺主氣、主聲，可像金屬一樣發出聲音，所以肺金具有肅殺收斂之特性，就像秋天，因此中醫認為「肺為嬌臟」，容易受到冷熱影響，只要天氣變化，肺臟就很容易受到影響。

金屬形狀是剛硬，若遇到火熱，會造成金屬性狀的改變，所以「火能剋金」，就是這個道理。當然金屬受熱從固態轉成液態，也是衍生成「金能生水」的關係。先前有提到，金能剋木，如果過度使用肝功能而擔心損害，可以利用此特性強化肺臟功能，來制約肝的過度氣焰。因此中醫會在飲食上建議，吃些有辛辣溫熱性質的食物，來增加肺臟功能，相對上也可緩和肝功能因過度操勞而衍生的問題。

水的特性

水屬陰，總往低處流，有寒涼、潤下的特點。因為水能涵養草木，所以水能生木，天經地義；又水能滅火，更是眾所皆知的現象，轉換到人身體上，腎主通利小便，向水一樣往下，所以腎在中醫中是一種水臟，它可滋養肝木也可制約心火，因此身體一些水液代謝疾病的產生，都與腎水有一定關係。而腎水像冬天一樣有主閉藏的特性，這也說明、構築了五行與五臟間的聯繫關係。

其實在五行中彼此的關係並非絕對，水與火也不是完全不相容，它們彼此有著一些不成文的規律，就像陰陽平衡一樣，只要一有偏差，平衡關係就會被打破。若能把這中醫五行的關係放在人體上來看，就會發現臟腑間一旦失衡，身體疾病就可能產生。

例如失眠，大家可能很難想到與心或腎有何關係，但在中醫裡，就有一種失眠，是因為心與腎不相交所產生的症狀。因為心與腎在五行關係中，分別屬於水和火，照理來說應是水火不容才對；但有一種失眠，就是因為水與火不相往來，失去彼此特性的交流與制約關係，所以才會關係失衡產生失眠。

由此可見，五行絕不是一般所謂奇門遁甲般的荒誕與不科學，它是古人透過觀察而歸納出來的一種智慧結晶，正期待我們重新去認識它們。

氣、血、津液

在診間看病時，常有病人脈象細弱、臉色蒼白、言語低微無力，是典型的虛象症狀，經過望、聞、問、切的四診判斷後，簡單下了一個結論，最大問題是氣血兩虛！

許多病人聽到的第一反應就是反問：「醫師啊！除了這個原因之外，是否還有其他別的原因？」彷彿我的回答不是他心中認可的答案，究其原因，多半是患者對氣血的重要性和理解，與我的認知有很大的差別！

許多人會來看中醫，不外乎是西醫已經診治一段時間而沒太大進展，因此想透過中醫師的四診合參，來告訴他是那個器官出了問題、哪裡長了不好的東西、哪裡的疼痛可立即獲得改善等等。這些問題跟氣血有何關係？這個中醫到底會不會看病啊？在病人心裡多多少少都有這些疑問存在，所以我想用一些篇幅來介紹氣血。

通常我遇到病人的疑惑時，我都會用反問的語氣問：「先生，您覺得一個活的人和一個死的人，最大差別是在哪裡？」通常病人都會不置可否，但我會耐心解釋，其實最大的差別就在「氣」，這也是為什麼有人往生，都會說「沒氣了」。

身體氣血不足，就像一輛車快沒汽油，車子都快開不下去了，還會關心其他零件是否有狀況嗎？同理可證，當身體出現氣血不足，代表其他臟腑經絡也沒好到哪裡去，要看診中醫師說出是哪個器官出問題，根本只是捨本逐末，見樹不見林。

現在西醫有許多檢查方式，抽血、分析痰、尿、屎，用放射線、超音波觀察身體內在的骨頭與器官，都能看得一清二楚，卻看不到氣的存在。由此可知，氣是無形的，氣虛似乎只是一種抽象的感覺，可雖然抽象，但又無法全然否定它的存在。

氣是甚麼？

其實「氣」是一個人（或任何活著的生物）生存的最基本動力來源，也是中醫獨特的專有名詞術語，更是落實在每個人日常生活中的用語，只是大家都不自知。

像是見面時彼此寒暄，都會說「氣」色不錯喔；精神很好，就是朝「氣」蓬勃；憤怒也叫做生「氣」；常常生氣又叫做脾「氣」不好；食物味道稱為「氣」味；形容人的涵養，可稱為有「氣」度。只是大家知道氣的用詞，卻不知氣的真正涵義，有點小可惜。

「氣＝气＋米」，气代表無形的物質，米代表能量，合在一起就是一種無形的能量，不斷在體內運行，所以人的生命就此不斷進行。中醫簡單將氣分成兩種，一種是先天之氣（腎氣），另一種是後天之氣（脾氣）。

其中，先天之氣是一出生後，就固定的量，只會少不會多，這是父母給予的，不能改變，只能維護、保養，減緩其消耗；所以人會老化、衰老都與先天之氣有關。

另一種後天之氣，又叫脾胃之氣，是可經由後天飲食習慣的生活方式來改變，所以重要性不亞於先天之氣。雖然父母給的先天之氣足夠，但是後天卻不好好維護培養，一樣也無法安享天年。倒過來說，如果父母給的先天之氣不夠充足，只要後天好好維護培養，有時候能彌補先天的不足。但若先天不足，後天又失調，生命殞落往往就在旦夕之間。

人體的氣，因為是無形，所以有很多種表現形式，其中最基本的是「元氣」，它包含了先天之氣與後天之氣，再加上肺所吸入的空氣所組成。它在全身流竄，無處不在、無處不到，其運動方式，中醫稱作「氣機」，以升、降、出、入四種形式來表現。

一個人的臟腑與經絡甚至其他組織，都是元氣升降出入的場所。因此《素問．六微旨大論》說：「故非出入，則無以生長壯老已，非升降，則無以生長化收藏。是以升降出入，無器不有。」就是指人體的生命活動，是元氣在身體內的升降出入運動，一旦運動止息，也意味著生命活動停止而死亡，這說明氣在人體體內運轉的重要性。

生命就是在氣的升、降、出、入中展開，而疾病的產生，卻也是在氣的升、降、出、入裡受影響，如果懂得這個道理，疾病是很容易被改善的。但是自己在臨床這幾年來，知道許多產後的媽媽，拜科技進步，很多難產狀況都可用剖腹解決，但是有些婦產科醫師會順便告知，因為是剖腹產，一些惡露（產後分泌的血塊及胎兒的殘留物）已經被清乾淨，所以不需要再吃生化湯了！

聞此我都會為產婦的產後照護感到憂心，經歷生產加上剖腹的苦痛，身體裡「氣機」的升降出入，難免受到影響，西醫開的子宮收縮劑和手術時人為清理惡露，就能取代人體氣機的生長化收藏嗎？「生化湯」，顧名思義，既有生又有化，生命契機就是這樣轉化，怎能以自己所學的西醫觀點，加諸在中醫認為的自然現象上呢？

氣，有各種生理活動，也有各種名稱，如臟腑之氣、經絡之氣、營氣、衛氣、宗氣等，都有它們各自獨特的生理功能，總結其作用有推動、溫煦、防禦、氣化、固攝等五種，而這五種作用，雖然表現方式不同，卻也互相聯繫，並非不相往來。一旦生降出入不正常，就會產生氣虛、氣逆、氣陷、氣滯等病理現象，進而影響人體健康，所以氣是人體生命的基礎。

血只是血嗎？

現代醫學判斷貧血的標準是，抽一管約五ＣＣ的血，然後放入機器中分析，再回推全身血液狀況，如果血色素、白血球、紅血球、血小板數值偏低，才算貧血。

有時候臨床會有以下情況：病人脈象細弱，全身虛象明顯，症狀頭暈耳鳴，講話有氣無力。我告知患者有氣血兩虛的現象，但病患經常會回：「西醫檢查數據都說我沒貧血」，一句話就讓我不知該如何回答，只相信檢查數據，卻永遠不相信自己的身體感覺，吃虧終究是自己。

檢驗一管幾CC的血液，就可以用數學換算的方式，回推全身的血液含量狀況，其實就像數學算機率一樣，這樣很難呈現真實的現狀。因為有一種情況是，剛好那一管血液沒貧血而已，但身體其他地方是否貧血，就不得而知；或是那一管血，無法完全代表全身的血含量，也可能患者真的沒貧血，只是氣不足而已！

血的來源，中醫認為是食物經過脾胃消化吸收後，通過營氣與肺的作用而變為紅色的血，所以《靈樞．決氣》說：「中焦受氣，取汁變化而赤，是謂血。」血液形成後，循行於血管（脈）中，依靠心氣的推動而流行於全身，所以有「心主血」之說；然後依靠肝的儲藏與調節，產生人動則血運於諸經，人靜則血歸於肝，故稱為「肝藏血」；再來血是經過脾的統攝，循經而行，不讓血液溢出脈外，所以脾具有「統血」的功能。

血的功能是營養全身，凡是人體的皮毛、筋骨、經絡、臟腑等一切組織器官，都是靠血液來供給營養，也唯有如此，全身各部分組織器官，得到血液提供營養後，才能進行各種生理活動。

中醫認為，肝受血而能視，是指肝的血液充足，眼睛才能看清楚（因為中醫說肝開竅於目）。若是眼睛模糊，或老眼昏花等，都是肝血不足的現象，因此吃豬肝補眼睛，是有它的道理所在。另外，足受血而能步，掌受血而能握，也都是血夠充足的象徵，所以貧血的人，視力與五臟六腑的機能一定不會太好，也是這個道理。

我們知道飲食營養的優劣，和脾胃消化吸收功能的強弱，都會直接影響到血液的生成。因此，長期營養攝入不足，或脾胃功能運化長期失調，都會影響血液生成，而產生血虛的病理變化，出現像是頭昏眼花、面色蒼白或痿黃，甚至毛髮乾枯、皮膚乾燥、肢體麻木等症狀的出現。

此外，**血又是中醫認為的精神活動基礎**，所以一旦血虛不足，就會導致精神衰退，出現健忘、多夢、失眠、煩躁等現象，嚴重時更可以見到精神恍惚、驚悸不安的神智失常等症狀。

所以血的生成與身體的心、肝、脾臟有著密切關連，但生成後在血管裡的運行順暢與否，也與身體健康息息相關。就像腦中風，有「出血型」與「梗塞型」二種，就是由血多與血少的現象所產生。

血屬陰與靜，與氣屬陽與動相對，但是血的運行主要還是依賴氣的推動，同時也靠氣來固攝，所以氣血相生而行，在身體裡便可開展一切運動，反之氣血不足，許多疾病就此產生。

津液是什麼？

現在許多免疫問題層出不窮，西醫也窮於應付，幾乎沒有太多的幫助，像是常見的乾眼症、嚴重的乾燥症，都只是輔助性療法，乾眼症就只能多點人工淚液，乾燥症就只吃免疫抑制劑，不然就是提倡沒事多喝水，結果在媒體、廠商和西醫師的推波助瀾下，多喝水變成許多人的一種常態。

如果大家看了前面一些中醫觀點的說明，應該知道**任何事物太多與太少（過與不及）都是不對的，有違陰陽平衡**；再加上水屬陰，太多陰液在身體裡就會產生濕象，連帶產生更多病理上的問題。

倘若身體津液等同日常生活中的水，那我真的會建議大家，沒事時就多喝水，可惜問題的重點就是，**津液不是也不等同於水分**。所以拼命喝水的人，除了不能改善原來的問題，還可能產生其他身體疾病。

很多人會反問，那電視上叫人沒事多喝水，甚至西方國家還有人實驗與報導，多喝水可以越來越年輕。每當聽到診間病人這樣問，我也還是客氣地回問他們：「那你們知道狗一天該喝多少水嗎？」他們都回我：「我只知道正常成年人至少要二千ＣＣ才夠。」倒是狗他們沒研究，我回答：「你們不知道很正常，就連狗也不清楚牠一天該喝多少水，但牠絕對知道有需要時一定要去找水喝。」

我繼續說：「其實所有動物都有這些本能，知道何時該喝水，喝多少水都有一定的調控機制，甚至剛出生的小嬰兒，也不會沒事就一直在喝水，只是成人太聰明了，把自己該喝多少水的本能都剝奪掉了。」

所以現在大家只相信學理與數據，反倒不相信自己水是不是喝多了，反正多喝水有益無害，終究會代謝掉。但事實上，真是如此嗎？這是一種似是而非的錯誤觀念，大家可以靜心想一想，為什麼現在洗腎的病人，要被限制每天的喝水量呢？為什麼近幾年來我們國家小兒過敏疾病會如此多呢？為什麼皮膚濕疹總是久治不癒？又為什麼口渴、口乾、眼睛乾的人，喝水沒辦法解渴？為什麼水不能完全等同於津液呢？許多問題的產生就是因為不瞭解，只要瞭解中醫裡面蘊涵的意義，就可能不會有這些疑問了。

以下先說明什麼是中醫認為的津液，還有津液於人體的功能與作用。

中醫裡的「津液」，是人身體內所有正常液體的總稱，包括各組織器官的內在體液，如腸液、胃液等，以及其他正常的分泌物，如眼淚、唾液、精液、生理性白帶等，這些都和氣、血一樣，是構成和維持人體生命活動的基本物質。

津與液，都是水液，來源都來自飲食，而飲食需要脾胃的消化蠕動才能產生。一般來說，性質較清晰、容易流動，散布於皮膚、肌肉和孔竅之間，並能滲注於血脈之中，而發揮滋潤作用的稱為「津」；性質較濃稠、流動性小，灌注於骨節、臟腑、腦、髓等組織間，發揮濡養作用的稱為「液」。

可以肯定的是，人體內的津液絕不等同於外界一般的水。在這裡很難具體地以現代醫學名詞，來區分何者是津或是液，因為它們兩者是可以互相轉化調節，就像湖泊與河流一樣的關係，因此認真去區分它們的意義不大，所以津液也常常一起並稱。只有在身體產生疾病，產生傷津與脫液的病理變化時，才有明顯區別。

津液的生成，一樣是透過食物經由胃和腸的消化吸收而來。它的輸送方式是津液產生後，經過脾的轉輸、肺的宣降和腎的蒸騰氣化，最後經由三焦這管道來布散到全身。因此我們可以知道，任何一個臟腑（如腸胃、脾、肺、腎）或渠道（如三焦）發生障礙，都可能產生津液不足。

但是，最主要跟津液有關的臟器就是腎，它主宰全身津液而居樞紐的地位，因為津液經過腎臟的蒸騰氣化，會使得較清澈的津往上升，向全身布散；也使較濁的部分液下降，化為尿液而排出。通常洗腎病人，因為腎臟失去它原有蒸騰氣化功能，所以必須藉助外在機器（人工腎臟），來取代原有腎臟的功能。所以洗腎病人平時要限制水分攝取，不能隨便多喝水，因為水一多，失去腎臟功能的身體，短時間是無法將水代謝出去，此時的水就像毒素一般，對身體是一種傷害，這就是為何腎衰竭，又叫「尿毒症」的原因。

當然這也是我大聲疾呼「**沒事不要多喝水**」的原因，你眼乾、口渴或是乾燥症，再怎樣多喝水，都不能馬上讓水轉化成津液。所以越喝水、口越渴，反而小便更多，變成頻尿現象，而且乾眼症的眼依舊乾。這就像遠水救不了近火，結果反而因為拼命喝水，而造成身體更多負擔，產生更多症狀。

所以沒事不要多喝水，這是我想提倡的，但卻常常被曲解成不要喝水！水是形成生命很重要的元素之一，我們都清楚，科學家探勘外星球，研判有無生命跡象，都是以有無水為基準，我怎可能叫大家不要喝水！其實任何事物都一樣，太過與不及，都是違反中醫立論的基礎，就像很多食物也是一樣的道理，不是分析它所含營養成分最多，就是最好，也不能不管它（食物）適不適合自己體質，就硬要吃它，這樣對身體健康也會有很大的影響，至於食物屬性後面會有詳述。

其實臨床上，我遇見更多人告訴我，因為我有痛風、有腎結石或是便祕問題，所以西醫師都叫我要多喝水，看看是否能稀釋結晶石，幫助腎結石排出，或是減少便祕機會！其實這些疾病，如果可以透過多喝水，幫助結石排出或減少痛風、便祕的發生機會，我會真的建議沒事多喝水；可是事實上，身體本來就不是這樣可無所限制容納水的構造，許多問題不是多喝水就可以解決的，因為津液真的不是等同於水，道理也是在此。

我們都聽過「望梅止渴」的故事，一個部隊行軍，因為找不到水源，所以只叫軍士們望著一大片梅園，就解決龐大軍隊缺水口渴的窘境。也許大家都認為這只是故事，就算真有其事，也多半是心理作用。但其實我們看到或想到酸的食物或水果，口水真的會主動分泌唾液，而這唾液就是津液的一種，它是經過身體消化吸收而產生的，絕對比喝上一大杯水更有效與實際，所以口水也是津液的一種，得之不易。

總之，不論氣的變化或臟腑的病變，都會影響到津液的生成、運輸、分配與排泄，而造成津液在體內的代謝不平衡，進而形成傷津、脫液等津液不足的現象，或產生體內痰濕、水飲等津液循環障礙的病理現象。

其實氣、血、津液三者之間關係密切，它們的產生來源同樣都是來自食物，而彼此在生理功能方面也是互相轉化，就像津液，如通過中焦腸胃系統轉化可以變成血液，然後周遊全身。因此津液損耗，也容易造成氣血的不足；氣血不足又會產生津液變少。

就像有人經過大汗、大吐、瀉下後喪失津液，常見氣短喘息、心悸或四肢冰冷等氣血不足症狀；還有大量失血的病人，常容易出現口渴、小便少、大便硬等津液缺少的現象，就可知道氣血津液的關係是如何密切了。

經絡

中醫書籍有一句老話：「不懂經絡，開口動手都是錯」。經絡輸穴，這是中醫界裡的專有名詞，但在身體裡，「經絡輸穴」到底是怎樣的組織或器官？我曾有一位朋友，平時會以熏灸保健，但是她每次熏灸到某一個穴位，都會很敏感察覺到有股氣在跑。根據她的描述，發現就是沿著經絡走向在跑，我很清楚是什麼經絡的走向，也清楚她這種現象是一種感傳（感覺與傳導），但我說不出這是一種怎樣的管道或器官組織，才有這種感覺的學理根據。

有人覺得這是神經傳導現象，但是因為不是用針去碰觸到神經纖維，而只是用熏灸的熱氣，也會影響到神經嗎？這就是經絡的奧妙所在！

中醫的經絡學說，是我們祖先在天人合一的觀點指導下，以腧穴為單位，用功能將人體的五臟六腑、四肢百骸統一而成的一個完整體系。把這些對腧穴進行刺激時，所產生的酸麻腫脹線路，意化為當時流經中原的十二條大河，因此經絡學說才慢慢確立。

腧穴是現在針灸的作用點，古時候的人們，在長期醫療實踐中，發現針刺某穴後，身體產生酸麻腫脹的現象，會沿著一定線路傳導擴散，因此將所有穴位連綴成線，便是現在所稱的「經絡」了。

隨著西風東漸，過往西醫覺得經絡產生的現象是個謎，就像天方夜譚一樣，但越來越多實驗證據與理論知道它的存在，西醫曾經用解剖的方法，想要找出它在人體的蛛絲馬跡，但沒有任何發現，就認為它是一種沒根據的玄學。

其實現代醫學都對眼見為憑的事深信不疑，對於看不到的現象，就認為不真實。就像二〇一三年，台灣發生震撼人心的假天然麵包、假橄欖油、毒牛奶事件，真假都只能靠現今科學儀器來評判，如果儀器檢測不出來，就認為是安全無添加任何化學藥劑，大家也就信以為真，但事實真相，應該只有製造者心知肚明。

同樣的道理，經絡也因為檢測儀器或方法不夠先進，而無法被發現，就被認為不存在，這也是很荒謬的現象，但卻也是一種現實，因為只能依賴時間增加，才讓這幾年來的研究方法，慢慢被一些科學家發現它真的存在的證據。

經絡是一種客觀現象，早期其他民族也應該同樣感知過，只是後來隨著文化發展不同，西方醫學把更多的注意力放在看得見、摸得著的具體結構上，而忽略以功能形式存在的這一事實。而我們中醫卻以此為立論根據，因而發展出今日中醫可長可久可大的醫學。

經絡是人體內的一種系統與功能，有人把它當成像是一種無形電波，沒有線路連接，卻可互相聯絡；也有人把它比喻成電腦的軟體系統，有功能卻看不到實體的模樣。其實**經絡遍布於全身，是人體氣、血、津液運行的主要通道，也是人體各部分互相連結的途**

徑。人體所有的臟腑、器官、孔竅以及皮毛、筋肉、骨骼等組織，就是依靠經絡的溝通和聯結，而成為一個統一的整體。

經絡包括「經脈」與「絡脈」兩部分，其中經脈是經絡中的主幹，大多循行於深部，有一定的循行方向；絡脈是經脈的分支。其中經脈可分為十二正經與八條奇經；人的血氣常行於十二經脈，其諸經滿溢則流入奇經。絡脈則是二條互為表裡經脈之間的聯繫管道。

經絡在生理方面，是氣血津液的聯絡途徑，可隨經絡輸布全身，而產生濡養、溫煦的功用；也是臟腑之間，或臟腑與人體其他各部位之間的聯繫管道。經絡本身的功能活動稱為「經氣」，表現出經絡的反應及傳導作用。總之，經絡將人體各部分連結為一個統一整體，在生理上有聯繫內外上下，運行氣血津液以及反映和傳導的作用。

在病理方面，當外邪侵犯人體，會通過經絡而由表入裡，傳入內臟；相反地，臟腑病變也可經由經絡而表現在體表外，進而出現如壓痛、結節、隆起、凹陷、充血等反應。

經絡是中醫學重要的組成部分，而腧穴是經絡在體表的反應點。所以《靈樞》云：「夫十二經脈者，人之所以生，病之所以成；人之所以治，病之所以起……」，又「經脈者，所以能決生死、處百病、調虛實，不可不通」，指的就是這種道理。由此可見，經絡其實是人體上很重要的一種系統，扮演著決定一個人生命好壞的重要角色。

從上所述，經絡像是人體身上的結構地圖，也像是身體的一種定位掃瞄器，只要內在身體反應出問題，一定可以在身體的外表發現徵兆，而這徵兆有壓痛、紅腫、突起或結節不一而足，但可歸納出一個道理，就是「事出必有因」！

常常在臨床上看到病人臉色黧黑暗沉，這種多半在有經驗的中醫師診斷，會發現可能有腎臟方面的問題，因為這是利用經絡望診來診斷疾病的方法。還有，有人常前額頭痛，根據經絡循行也可知，此人胃腸應該沒有太好；甚至牙齒痛，多半也與腸胃系統有關，而不是只有單純的蛀牙問題。這一套理論不需要用X光檢測，就可以發現問題所在，甚至進行治療，也讓許多人感到中醫的神奇奧妙。

所以遠從王莽建立的新朝開始，就有王莽命人將犯人進行活體解剖，在血脈中放入微小竹片，以便觀察經絡循行的方向，就是想深入瞭解經絡，但因竹片走向與經絡循行方向不同而宣告失敗，由此可見，古代中醫並不是不會人體解剖，而是後來的中醫，覺得治病的方法，可以不只用眼見為憑的解剖方式，就可以處理人體產生的疾病，所以才慢慢捨棄解剖這項醫理研究的發展。但從這項歷史可知，經絡這東西已經有幾千年的歷史了。

「經」就是「徑」，就像是通達各處的路徑，是縱行的幹線；「絡」就是網，像是錯綜連綴的網絲，是橫出的旁枝，它們互相貫穿在人體的上下、左右、前後、內外，或深或淺地把五臟、六腑、頭面、軀幹、四肢等都聯繫起來，成為一個有機整體，通過協調運作，而完成各項複雜的內在功能。

我自己常常在臨床上，看到許多腳扭傷的病人，大家直覺反應都是若要針灸治療，一定是從受傷的那隻腳來處理，但是我都直接針灸與受傷相對稱的那一隻手來下針，往往病人第一時間的反應都是，醫師你是糊塗了吧！我是腳受傷耶！其實我治療的方式，就是根據經絡理論，配合氣血運行。所以針灸手，就可以達到治療腳扭傷的疾病。也許剛開始病人都抱持著懷疑的態度，但聽從我的指示之後，第一時間都很訝異地說腳不痛了，很神奇耶！其實不是我在變魔術，而是中醫經絡理論的厲害。

最近聽到一則報導，說是經過日本人研究，發現洗澡時若先洗頭，再洗身體，冬天很容易造成中風，結論是我們洗澡的方式都錯了，應該要先洗身體後才洗頭才是對的。

聽到這則報導我一直覺得怪怪的，因為以中醫經絡理論來說，頭面是全身氣血都會通過的地方，身體和手腳也有經絡經過，難道身體和手腳比較不怕冷，而是頭面比較容易怕冷？

我們近來拜科技之賜，所以衛生觀念也以西方醫學為首是瞻，天天洗頭洗澡是維持衛生的好習慣，但是卻產生違反自然人體作息的習慣，不管氣溫高低，不管春夏秋冬，反正一切以自己舒適最自在，結果因此而埋下後來許多的身體問題。

記得小時候，冬天一到，洗澡變成不是每天該做的必要事，洗腳倒是不可少的事，只可惜西風東漸，這種習慣也漸漸沒落，天天洗頭洗澡是家常便飯，尤其是年輕女孩，經期來頭天天照洗不誤，難怪經痛、子宮肌瘤、經期不順不規則的人越來越多，甚至月子期間我還看過洗頭吃冰樣樣來，甚至還去電影院看電影，可見無知的觀念偏差，產生嚴重影響人健康的現象。所以中醫有句話：「不懂經絡，開口動手都是錯」，瞭解經絡是很重要的一件事。

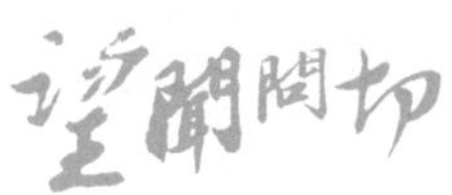

藏象

中醫所認為的「藏象」，就是藏在身體內的器官所表現在外的現象。因此經過幾千年來，並不覺得需要打開身體，才能發現內在的毛病。這是長期對人體生理與病理觀察，而歸結出來的方法。

就比如皮膚因吹風受涼而感冒，出現鼻塞、流鼻涕、咳嗽等症狀，因而認識到皮毛與肺鼻之間，存在著密切關連。然後不斷經過臨床醫療實踐後，從病理現象和治療後的效果，來分析和反證機體的某些功能。

如同許多眼睛的疾病，從肝方面著手治療後而治癒，便衍生出「肝開竅於目」的認識；再比如使用補腎藥物後，發現因受傷的骨頭癒合速度加快，因而認識到腎的精氣，有促進骨骼生長的作用，從而產生「腎主骨」之說。

由此可見，中醫的藏象理論，是以五臟為中心的整體觀，主要表現是將臟腑分為陰陽，以一陰一陽相互為表裡，並將臟與腑融合成一個整體，其中一臟一腑互為表裡的主要依據，是經絡循行的陰陽相對和相互絡屬。

中醫看待人們身體內的器官，與西醫不盡相同，至少中醫把器官分成臟、腑、與奇恆之腑（包括腦、髓、骨、脈、膽、女子胞等）來看，但是西醫只把器官當成單一器官來看，認為臟腑都只是單一臟器，彼此之間也少有關連。

曾經有人比喻中醫看病人，像是看一面牆，牆面之間的縫隙像是彼此相連屬的經絡，磚塊與磚塊之間，就像是各有功能的臟器，但又密不可分，如果某一磚塊壞掉或缺損，不能只是換一塊磚就好，必須考慮磚與磚之間的密合狀況，甚至縫隙間的大小。

這是因為中醫把身體當作一個完整的個體，認為各臟腑之間，透過經絡系統，將全身組織器官連結，因而構成人體複雜的生命活動。在內主導呼吸、消化、循環與排泄；在外負責視聽與言行，因此所有個體的身體動作與反應，都是五臟相互配合之下的表現，因而形成一個不可分割的完整個體。

但是西醫看到的，是獨立的磚塊，磚塊與磚塊之間沒有任何關連，我們常見到的器官移植，也是從這裡衍生出來的概念，以為一個器官壞掉，就換一個新的器官，沒什麼大不了的，怕只怕沒有器官可以換。

其實器官移植，並不是想像中那樣好用，頂多只是延長品質不佳的生命，長年累月服用抗排斥藥，身體狀況也沒好到哪裡去，更何況治的了這一臟器，也不能保證其他臟器的壽命，所以這是西醫的盲點，也是今日醫院分科越來越多的現象。這種現象只是把人分割成片段來看，當然「頭痛醫頭，腳痛醫腳」，是大家所能想像的未來趨勢。

就連中醫在台灣，現在也慢慢趨向這種模式，雖然簡化就醫診治方向，卻流於形式，

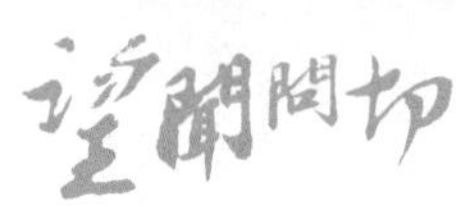

逐漸把人當機器看待，若遇到疑難雜症也只能聽天由命，中醫最精華的藏象學說若再不重視，就可能會消失，或被西醫觀念取代了。因此，我在這裡想多介紹一點中醫的臟腑觀念，希望增加大家對中醫的認識，進而從中吸收到一些幫助。

中醫將身體內的器官分成臟與腑，認為人的臟腑，主要包括五臟、六腑與奇恆之腑。它們雖然各有不同的功用，但臟與臟之間，腑與腑之間的功能，又有共同之處。像五臟是儲藏精氣的器官，常常是化生和儲藏無形的精氣，所以多虛，是一種空虛的臟器。

六腑，是管消化吸收或排泄出入的器官，可承受和傳導生運輸水穀產的精華，所以多實。而奇恆之腑，它們的生理功能與六腑不太相同，不與水穀直接接觸，反而是一個相對密閉的器官，而且還具有類似於臟的儲藏精氣作用。

因此，五臟、六腑與奇恆之腑之間，並非各自為政，這是與西醫最大的不同之處。西醫只把器官視為器官，也認為器官只有各自獨立的功能，但是中醫認為五臟有心、肝、脾、肺、腎，可對應於五行；腑有大腸、小腸、胃、膽、三焦、膀胱等六種，**臟與腑分別是表裡關係，更是陰陽關係**。因為相為表裡的臟腑，主要依據是經絡循行路線的陰陽相對和相互絡屬。

此外，五臟的生理活動也與精神情志密切相關。雖然現代醫學認為人的精神情志與意識思維活動是大腦的功能，但中醫卻認為人的精神情志，與五臟的生理密切相關。這是因為五臟的生理活動，能統率全身整體生理功能的緣故。

也因此，有「腎藏志、心藏神、肺藏魄、肝藏魂、脾藏意」的說法，如此一來，就可清楚知道，若要大腦的生理功能正常，絕對要先做到五臟生理功能的平衡協調。因此中醫有「怒傷肝、思傷脾、憂傷肺、喜傷心、恐傷腎」之說，就是說明情緒會影響到五臟的事實。

臟，古字藏，藏於內在身體，還有儲藏精氣；腑，古字府，做府庫解釋，有空的意思，準備裝東西，所以腑多為中空的器官。臟腑的形成，是氣化（無形的一團氣，轉化成了實體）的結果，最後形成五臟，所以臟腑虛的時候，往往是先氣虛，最後才是衰。

至於統領這種氣的，就是神來主導，因為五臟皆可藏神，所以有「心藏神、肺藏魄、肝藏魂、脾藏意、腎藏志」之說。其中這五神又由心來主導，而神是以五臟為物質基礎，換句話說，是有了心才有神，有了肺才有魄，有了肝才有魂，有了脾才有意，有了腎才有志。如果臟腑出問題，它所有的「神」也就不存在了。

同樣地神也主宰著五臟，神滅了，所有形體只是一種空殼，因此「得神者昌，失神者亡」就是這種道理。記得《封神榜》一書中常可看到姜子牙又收了誰的魂魄，就是在說明五臟與精神情志之間的關係。

相信現在五、六〇年代的人，在國中時應該都唸過「范進中舉」的故事。內容提到范進因為考上舉人，一時太高興而失去心神控制，所以就產生發瘋的現象，其實這就是「喜傷心」的例證，因為太高興而傷了心神，讓心神亂了心智，產生瘋瘋癲癲的現象，十年寒窗無人問的苦讀，如今好不容易高中科舉，卻失了心神，大半輩子的努力，也似乎白費了。所幸後來他的岳父，可能懂些中醫的道理，狠狠賞了范進兩個耳光，才猛然將他打醒，這就是中醫藏象理論的一個有趣例證。

也許有些人看到這裡，都會覺得這種理論不合於現代醫學，因為西醫認為，主管一切精神意識活動的是大腦，跟五臟又有何關係？中醫也認為，如果有人失眠睡不著覺，並不是單純只是大腦的精神問題，跟臟腑也有極密切關連。

請試著想想，如果一個人有胃痛不治療的話，晚上能睡得安穩嗎？中醫認為「胃不合則臥不安」，就是這個道理。有許多人窮盡一切檢查方式，要去瞭解大腦是否發生了問題，結果腦波、電腦斷層掃瞄檢查都正常，也找不出原因。

這幾年來，社會問題日益嚴重，有精神問題的病人也越來越多。許多人想從大腦是管理人類思緒的方向去尋找問題，無疑是緣木求魚，因為這種認識比較片面而不完整，若試著從中醫的原理和方法去探討，就可針對精神問題迎刃而解。

當然精神情志和意識活動異常，也勢必會影響到五臟，因此中醫並非不知道大腦的生理功能；而是進一步把人的情志意識和思維活動，加以分類提升，如此才更能對證治療。

總之，中醫的藏象理論並非憑空想像、毫無根據，仍然具備一定的解剖知識，但最主要的根據，還是基於由外在現象推估內在臟腑好壞的方式，即「司外揣內」的觀察研究方法，因而其觀察結果，也必然大大超越實證觀察的範疇，而形成中醫藏象的自身生理和病理的理論體系。

所以藏象學說中的一個臟器，也常常包含著現代西醫解剖學中的幾個臟器功能。反之，一個現代解剖學中的一個臟器功能，又可能分散在前者的幾個臟器生理功能之中。

有人說，中醫認為「腎為先天之本」、「脾為後天之本」，是把脾與腎當成人的天地一樣重要來看。可是現在西醫因為疾病或器官移植，可以把整個脾臟切除，或是把一側腎臟切除，只保留一個腎，然後指中醫所說的先、後天之本是不科學且缺少事實根據；甚至還有人質疑中醫講的「左肝右肺」，也是不懂解剖的看法，擺明認為中醫都只是胡亂謅的醫學。

如果事實真如一般人所說那樣，中醫這醫學體系，怎會生存數千年而依舊健在？其實這主要原因，是有人把中醫的藏象，與西醫同名的實質臟器看成同一件事，才會有如上的錯誤認知。

試想古代的人權觀念何等低微、生命如草芥何等渺小微弱，殺人、解剖、凌遲犯人幾乎天天在做，怎會不清楚肝在左邊還右邊？《靈樞．經水》有生動的描述說：「若夫八尺之士，皮肉在此，外可度量切循而得之，其死可解剖而視之。其藏之堅脆，府之大小，穀之多少，脈之長短……皆有大數。」這例證都說明，古代中醫對人體的解剖和生理，仍有一定程度的了解，只是認為生病看醫生，都要開腸剖肚才能治療，不僅傷身還很麻煩，因此慢慢摒棄這種「眼見為憑」的治療模式。

中醫以人為一個整體的觀念為指導思想，認為人體各部分，是有機地聯繫在一起，人體巧妙而複雜的生命現象，就是以臟腑既有分工又協同的現象，而產生藏象學說，表現在臟與臟、臟與腑、臟腑與肢體外在各組織之間的生理活動上。

因此，如果臟腑功能失常，所表現的病理變化，通過經絡的聯繫，可反映於人體的體表；體表若有疾病，也會影響到所有相關連的臟腑；臟與腑之間，也可通過經絡對訊息的轉輸而互相影響。

所以中醫在診病時，會利用望聞問切的診斷方法，從病人的氣色及眼、耳、口、鼻、舌、走路型態、皮膚顏色及脈象強弱等外在變化，進而了解病人體內臟腑、氣血盛衰和正氣（免疫力）、邪氣（致病力）的虛實，所以會有「心合小腸，主脈，開竅於舌；肺合大腸，主皮毛，開竅於鼻；脾合胃，主四肢肌肉，開竅於口；肝合膽，主筋，開竅於目；腎合膀胱，主骨，開竅於耳」等等說法。

就像便祕的人，皮膚大都乾燥；黃疸的人，眼睛都會泛黃；洗腎病人，臉色泛黑等，都是這類實際例子，根本不需要抽血或手術才能診斷與治療。

曾經有病人一走進診間，開口就說：「我最近胃痛，等照好胃鏡後，再開始吃中藥，會想看中醫，只是身體酸痛想要針灸就好……。」我回他說，檢查可以讓你知道一些原因，但絕不會讓你的毛病好起來，他不太瞭解地說：「不是知道原因才能對症治療？」如果大家都是這樣想，那中醫早該關門淘汰出局，若是胃痛一定要檢查後才能治療，那感冒是不是要等檢查出是何種病菌後才能用藥?如此豈不是可能會延誤病情?

中醫所講的的藏象與西醫解剖的臟器，名稱相同，意義卻是天壤之別。就像中醫說的「脾」，不單指包括西醫調節血量和淋巴器官的功能而已，還涉及到消化、造血、循環、內分泌、精神意識、肌肉運動和吸收排泄等多種系統功能。所以中醫認為的「脾」，是人體出生後不可缺少的生命力根本，如果真要切除中醫藏象中的脾，那會涵蓋胃、大小腸、肝膽等消化器官，那這個人一定也沒辦法存活了。

我自己唸過醫學院的醫學技術學系，當時所學都是西醫的方法與概念，因此解剖老鼠、青蛙等動物以及解剖大體等，都是必修課程。其中解剖動物，都是從其活生生的支解開始，我們觀察到低等動物的臟器，也觀察到牠們生命從活到死的殞落，結果我們學到青蛙、老鼠、兔子等動物臟器的所在位置，卻看不到「氣」這種無形卻代表生命的東西，我們清楚牠們的臟器被我們支解得七零八落，卻不知道牠們的生命是如何結束。

後來念中醫後，接觸到真正人的大體，其間的震撼，迄今讓我難以忘懷。因為授課期間，我們必須用一學期的時間，將一具屍體，支解得乾乾淨淨，要瞭解臟器位置與血管、神經走向，還要瞭解人的骨頭名稱以及溝紋等紋路與走向，看到的盡是外在肉眼的表象，每次上解剖課，都覺得度日如年，除了要在整個充滿福馬林氣味的環境待上一整天，還要不斷記住專有名詞。

當時我除了感到震撼，心理也開始有些抗拒。因為我認為，既然以後要當醫生，就應該研究、醫治活的生命，怎會跟著西醫一樣解剖人的大體？我們面對的都是活著的人，生與死應該不同，怎會先研究死人的大體，難道是要告訴我們「不知道死，怎知道生」這般大哲理嗎？

整個學期下來，我從稍微抗拒到嚴重排擠上這堂課，結果想當然爾被當掉。被當時，除了要補考而必須再次面對大體，覺得有些難過之外；當時我並不認為這一科目沒學好，會影響我日後看診的實力。畢竟中醫不是這樣來研究醫理的，我也相信當時其他同學在此科目有優異成績，也不一定日後能在中醫上也有相同優越的表現，因為中醫不是西醫那一套學理的產物。

現代人總有一個迷失，說到生與死：大都希望自己寧願清清楚楚知道病因而死，也不願糊裡糊塗不知道病因的活者。其實一個將要往生的人，在彌留之際，也多半是意識昏迷。許多疾病背後的原因太複雜，很難找出明確病因，但是有人窮極一生，就是要尋找病因才罷休。有人每年定期健康檢查，但有多少人能逃的過死神的追緝？

自己也曾看過，有人因為腎臟衰竭，到大陸尋求腎臟移植，結果雖然延續了生命，但卻換得常年必須吃西藥來控制身體的排斥現象，於是個性都產生大轉變，身體狀況也不見得獲得大幅改善。

有人不敢吃中藥，將其視之如狼虎，天天吃西藥，卻當成救命丹，因為誰也不知道這種續命方式是對或錯？更何況換了原來不是屬於自己的臟器，與自身是否相容？本來就是個潛在的問題。

另外，若不考慮與其他臟腑之間的相互協調，相信這個外來的臟腑，也不會在這個陌生地方待得太久；就像一個人到陌生的地方，要融入當地的風俗民情並適應環境，需要天時、地利、人和的道理一樣。這說明了中醫藏象學說中的臟腑，不是單純解剖學的概念，而是概括了人體某一系統的生理和病理的概念。

以下則大略介紹一下五臟六腑的獨特功能。

心，主宰臟腑

心者，君主之官，神明出焉。

心主神明

學過中醫才知道，老祖宗很重視「心」這個臟器，許多日常生活用語也都把心納入，像是心得、心痛、心癢、心思、心理、心情、心血來潮、心曠神怡等等，翻開辭典都是洋洋灑灑一大堆。而中醫的「心」主要有兩個功能，管控血脈與情緒思維。

心是生命活動中的發源地，中醫把心視為一國之君，可想其地位在人體中是何等重要。首先我們所談到的「心」，類似今日心臟的功能，它是整個身體裡循環系統的主要臟器，而血液之所以能在血管內循環，全都靠著心氣的推動，也順便把吸收的養分輸送到身體的其他組織。這部分的道理很簡單，與西醫的心臟功能相類似。

自從前台中市長夫人邵曉鈴車禍受傷後，西醫界流傳著一個有名的葉克膜醫師，許多人把它視為救命利器，好像在媒體報導後，它幾乎是大家的救命之星，其實它只是一種人工心臟，也不是用了它，就會無往不利，畢竟心臟在中醫看來還是有許多其他功能，若只把它視為器官看待，永遠也不清楚葉醫師為何有時也會失靈。

其實關於「心」，還有句很傳神的話：「心病還需心藥醫」，從這句話就知道「心」在中醫心理情志的學理上，占著極重要的地位，像是古代的君王或現在的企業總裁，只要「主（首領）不明」，很難確保這個國家或企業可以相安無事。

同樣道理，只要身體疾病有了狀況，「心」這個中醫的藏象，很難不受到影響。比如大家都有過傷風感冒的經驗，感冒時，可能會有全身筋骨酸痛，發高燒、咳嗽、頭痛等身體不舒服的症狀出現。原本生龍活虎的身體，一夕之間變成一條軟趴趴的蟲。此時除了體力上的虛弱不舒服，心理可能也不太好受，甚至還會胡思亂想：「會不會一病不起？」「會不會越來越嚴重？」等類似心理的衝擊。

從以上幾點真實情況，就說明了心已經受到影響，而從這就可以明白，任何疾病的產生，都很難脫離「心」這個藏象的影響。所以**心病是這藏象的特色**，常常聽到久病厭世的消息傳出，就可清楚知道「心」極其重要。若生病只照顧人所產生的「病」，而不管這個病所牽連的影響，就像只管自家門前雪，不管他人瓦上霜的心態，時間一久，終究得一起面對心理情志產生的傷害，而悲慘的是，現代醫學有很多現象，就是這般寫照。

臨床上很多人一聽到自己得了不治之症，或被西醫宣布得到這輩子不會治好的疾病，幾乎很少人能馬上從震驚中恢復，多半是心裡先預設立場，自己先放棄了自己，因此疾病就會每況愈下，這就說明了心的另一大功能。

所以**「心主神明」**，**意指心是主宰人體意識、思維、情志等精神活動的臟器**。它涵蓋了大腦的部分生理功能，是人體生命活動的中心；而且在所有臟腑中有著主導作用，並對各臟腑進行統一的協調。

因此，心神功能若正常，人就會意識清楚、精神充沛；如果心神出現狀況，往往會出現精神情志反常的病狀（如昏迷、胡亂說話的現象），進而影響其他臟腑的功能，嚴重還可能危及生命。所以中醫有提出「心者，五臟六腑之大主也」的看法，也是這個道理。

這類例子其實屢見不鮮，近來自己遇到幾個流產的案例，其中一名患者，因為不小心懷了胎，而前一胎因為小孩生下來沒有肛門，動了幾次手術，才恢復正常，所以媽媽多少有些陰影。小孩雖然已動過手術，但多少仍會影響大小便功能，還可能影響生長發育。因此這次不小心受孕，就讓她自己內心掙扎很久，到底要不要接受這一次的小孩呢？

她父親受先前例子影響，堅決不要女兒再生；可是她先生卻認為應該不會有影響，二個在她生命中重要的男人，因觀念不合起了爭執，讓她真的左右為難。而她自從知道再次懷孕後，每天活在要生、不生的壓力中，面對生活與內心壓力，讓她流產前幾天，還因抵抗力差染上帶狀皰疹。剛開始這名婦女，先求助西醫診治安胎，只是在一陣腹部劇烈疼痛後，出現血崩，沒多久胎兒也因此而流掉了！

事後沒多久，她的心情依舊不能平復，來看我診時，不斷問我「是不是帶狀皰疹讓她流產？還是西醫師內診探查後導致？」我跟她說：「自己內心受到的壓力，才是影響最大的！」只是她還是不太明白，心的情緒，怎會跟她的流產扯上邊。

當然屬於心的毛病很多，除了真正心臟這個器官發生問題，需要進一步檢查治療外，一般人最常見的問題，就屬情緒關係最為多見，成語「心神不寧」應該就可以為這種現象做說明。「心神不寧」，從字面上解釋大多是指心裡煩躁，精神不安寧。簡單來說，是精神意識不安分，不願待在心裡，久而久之，心當然就出現問題了。《黃帝內經》說：「血氣已和，營衛已通，五藏已成，神氣舍心……」，這是古人發現心神互相依存的關係。

臨床上，這類病人多半是屬於形體瘦小的人居多。他們常常會無故心悸，還伴隨著呼吸急促、胸悶、頭暈、失眠、多夢、健忘等症狀，還常有心臟瓣膜脫垂的現象。在情緒上整天惶惶不可終日，常擔心有說不上來的事情要發生，因此產生坐立難安，處事猶豫不決，反覆變卦等等神經質的現象，這都是心神受到影響而產生。

這些症狀的產生，很多人都想要到藉由檢查來找出病因，可惜往往事與願違，尋求西醫很難有一定的結果，最後只好服用精神鎮靜安眠藥來麻醉自己。長期服藥下來，個個就像行屍走肉一樣，很難看到正常人該有的「生氣」。雖然最近精神科診所如雨後春筍般出現，短時間表面上好像解決此類心理問題，但這種假象，只是把問題凍住，病因仍在，問題遲早還是會爆發出來。

其實心理疾病這類問題，在中醫看來，並不是心臟臟器壞了，也不是大腦有長甚麼不好的東西，大都只是因為心血不足所引起。而且外界過多的壓力與刺激，會使心氣耗損更多更快，使得原本已經不太夠的氣血消耗更快。在中醫治療與防護上，方法其實很簡單，只要養護好心神、加強心包功能，多多按摩、拍打心包經，是可以有效增加心包經供血，而使心神能夠安於室，不易受外界干擾，當然平時多穿些紅色衣服，多吃些紅色食物，也是有幫助的。

■心主血脈

這裡說的心，就像現代醫學的心。**心主血脈，是指心具有推動血液在脈管中運行的作用**。心在胸腔，相連著脈管，人體的血液循環，就是心與血脈所構成。所以清代醫家周學海說：「凡人周身百脈之血，發源於心，亦歸宿於心，循環不已。」

心，推動著血液在血管脈中運行，主要是依賴心氣的作用，只要心力充足，就能維持正常心率，而使氣血流利、百脈通暢，人的臉色紅潤有光澤，脈動節律均勻和緩有力；一旦心力不足，心悸、心慌、面色無華、失眠與多夢就會浮現。

只是現代醫學卻不這麼想，認為脈管有狹小問題，就要服用通血路、降血脂藥物，必要時放支架，以利血液暢通。表面上解決血管阻塞的問題，但要是血液不足、心力不夠呢？再裝個節律器，好好控制心的跳動？再不行？再裝個呼吸機，一天二十四小時讓你吸氧吸個夠，一個人此時活脫像個機器人，生命品質能有多亮麗呢？加長的生命是病痛的延伸，這樣的人生何其苦痛啊！不就是心力不足嗎？

心力不足其實更像一台沒了汽油的車，換管路、通管路、換馬達零件等，都無濟於事，其實只要把車開到加油站加油就好了，何必進場維修呢？至於人的心力不足，就要吃食物獲取身體所需的能量，才能維持身體的血液循環運作，有人因為怕胖，或是因為有「三高」疾病而不敢多吃，結果當然心氣更不足了，如此惡性循環之下，只能靠機器和藥物，勉強維持身體運作。

有人以為心氣不足是循環不好，大不了動動身體，勉強自己去運動就好，結果勉強運動，只是獲得短暫舒適，心氣不足更嚴重。往往有人運動完，就像是氣力放盡的虛脫樣，反而沒能享受到運動帶來的好處。大家都以為運動是身體健康的泉源，誰知一知半解的運動觀念，卻是身體無形的殺手，所以養身觀念怎能不謹慎呢！

只要心氣足，一些心悸、失眠、多夢等等症狀都可解除，而不是整天靠安眠藥、鎮靜劑來控制自己的身體，然後把自己變得像是行屍走肉一般，毫無精神。

二〇一四（甲午馬年）過年時，有則新聞報導說，有人吃火鍋後突然造成心肌梗塞，所幸送醫後被救了起來。報導指那位吃火鍋的人，平時有三高疾病，因為大吃造成心肌梗塞，新聞除了感謝英勇救護人員，還勸有三高疾病的人，千萬不要大吃大喝。

其實每個疾病的發生，都有它的起因，尤其是對冠心病等心臟問題，早該有徵兆可循。既然有三高病史，也應該有吃藥控制，怎會在生病後吃火鍋就心肌梗塞呢？其實有更多三高疾病的人，不大吃大喝也會發病，也有更多大吃大喝的三高病人，吃火鍋卻沒事，這些都大有人在呢！

由此可見，這種聳動的個案報導，並不能告訴大家多少有建設性的幫助，有時候會不會是病人長時間吃藥控制，所造成的突發失控現象？是不是心氣不足所引起？這些都是審視疾病時，所需考量的因素。

■心在竅於舌，開竅於耳

心開竅於舌，是說心與舌的氣，是藉由經絡而相通，舌是心的外在表徵，這是古代中醫家經過長期對人體生理、病理現象觀察後所做出的總結。舌的生理功能可以掌管味覺與語言表達，這些功能都要依賴心藏神和心主血脈來支持運作。因此如果心的功能失常，味覺會首先出現改變，再來語言表達也會受到影響。所以中醫常叫病人伸出舌頭，目的之一就是要觀察舌質的色澤、味覺和語言狀況改變與否，來判斷心臟功能是否正常。

我們如果看到舌體紅活潤澤、柔軟靈活、語言正常、味覺敏銳，就表示心的功能正常；若舌體暗紫有瘀斑，可能表示心血有瘀阻等現象。當然如果心神失常，也可以看到舌捲、舌強不靈活，出現講話大舌頭；嚴重時，甚至會出現失語現象。由此可見，舌作為心臟的外在表現器官，有它一定的功能存在。

近來也看到一則外電報導，提到有人為了減肥，把舌頭縫上一層紗布，以便減少對固體食物的攝取，這種不要命的舉動真是令人搖頭。一來說病人為了愛美出自無知也就罷了，幫她縫上紗布的醫師，更完全不明白舌頭的功能與作用，這種病人雖然會瘦，但心臟功能一定會受影響，甚至隨時有致命的風險。

心開竅於耳，不但是中醫理論，也是古代醫家通過臨床總結出來的結果。我們都清楚耳朵主要掌管聽覺，它的功能除了要依賴腎精充養之外（在介紹腎時會有說明），還要依賴心血的滋潤和心神的主宰。所以如果有人心功能失常，一定會有聽力減退、聽力障礙，甚至出現耳鳴、耳聾或是耳痛的現象，所以不要輕忽耳朵的毛病，也不要忽視小小感冒，有時候可能是心臟出現問題。

此外，我們也常可看到一些精神疾病問題的病人，會有心神失常的舉動。除了自言自語之外，還出現聽力障礙或幻聽等症狀，可不要只認為是心理問題，其實心臟方面也可檢查看看，也許還真能治癒精神方面的問題。

中醫其實對心神精神方面有一套很好的理論和治療方法，絕對會比西醫在精神方面只能用藥物控制更有效。只是知道中醫能治療此類疾病的人越來越少，因此也希望大家能逐漸明白中醫的好，如此才能減少一些身體病痛所受的罪。

■心在液為汗

汗液，是體內津液，通過陽氣蒸化由汗孔排出。因此要出汗，必須有兩個要素：一是津液，二是陽氣。由於**流汗是人體的一種正常生理功能，具有排泄廢物、調節身體體溫並輔助肺呼吸，和維持人在內外之間交換氣體的作用。**一般人體汗液正常排出，是身體陰陽調和的表現，所以流汗太多與太少，都是陰陽不調和的表現。

剛剛提到流汗中的二個要素，其一是身體要有充足的津液，如此才不會導致汗液來源不足。所以一般人在發燒後，都想喝水或喝舒跑來解渴，就是怕自己體內因發燒而喪失太多體液的反應；另外如果流汗太多，雖然剛開始體液來源可能充足，但一下子流太多汗液，也很快會導致津液告罄。因此夏天從事戶外活動時，維持自己體內的津液是一件很重要的事。

夏天中暑之所以常發生，是因為體內津液一下流失太快，導致體內調節體溫的中樞出現問題，近而導致身體體內電解質不平衡，產生熱衰竭現象。像二〇一三年士兵遭受虐死事件，我們撇開管教事件不談，單就中暑後熱衰竭產生的急救方式，就值得檢討。

當初經過法醫專家解剖屍體，有人說士兵幾乎是類似「淹死」的狀態，想必在中暑昏迷後，在他身體大量灌注水分，這本是要救命，沒想到卻演變成致死的主因。這種觀念錯誤所造成的悲劇，其實屢見不鮮，也可見流汗太多太少，都會影響到身體，尤其是心臟的機能。

中醫認為「汗為心之液」，又「心主汗」所以發汗過多，不但損失體液更損傷心的陽氣，因此心臟疾病很容易因此而起。尤其在天氣炎熱的夏天，常可見到喪失體內津液，而造成身體心臟津液的損傷；嚴寒冬季時，也常因天冷而影響到心的陽氣，造成心臟推動血液的運行，而產生腦心血管的瘀塞疾病，因此有心血管疾病的人特別危險。所以流汗多與少，都與心臟功能息息相關，這是大家應該要懂的常識。

■小腸者，受盛之官，化物出焉。

小腸，是中醫裡的六腑之一，和心是表裡臟腑的關連。小腸的解剖位置是上接幽門與胃相通，下接闌門與大腸相連，就這樣迂迴疊積在腹腔中。**小腸是消化吸收的臟腑，同時具備「受盛」（承受、接受）和「化物」（化生、消化）的功能**；簡單說就是擁有接受食物然後進行消化與吸收的功能，而小腸真正進行「受盛」的過程可分成二步驟：

第一，小腸接受胃初步消化分解的飲水和食物。

第二，這些食物在小腸內必須停留一大段時間，好讓食物再進一步消化。

至於「化物」的表現，是指把經過胃初步消化的飲水與食物，再進一步進行消化，並把消化的物質一分為三，一是將消化的物質，經由脾轉運到全身利用；二是把無用的物質輸送到大腸，其餘剩下沒被吸收的水液，則轉入膀胱。

小腸這種看似簡單但整齊有序的受盛化物過程，其實是「泌別清濁」的表現，因為食物在小腸中充分消化吸收，產生「清與濁」的物質。清濁各行其道，清的物質輸布全身，營養全身與臟腑；濁的物質若為無用的糟粕，則轉送到大腸形成糞便，而廢水則滲入膀胱，生成尿液而排出體外。

由此可見，小腸除了負責消化吸收食物之外，還會轉成糟粕排泄和尿液排出。只要小腸泌別清濁功能正常，大小便一定會正常；相反地，若小腸泌別清濁功能失常，就可能引起消化功能失常，進而出現腹脹、腹痛等消化不良問題，還可能會有大便稀薄、小便短少的現象。

因此，只要有反覆性的尿道炎，或常常出現頻尿情形，就不該只是吃吃抗生素來治療尿道炎，應該在了解小腸的泌別清濁功能後，考慮自己是否在心或小腸的生理功能發生異樣，如此才能完整面對這類問題，並澈底改善它。

肝膽，權衡決斷

肝者，將軍之官，謀慮出焉。

■肝藏血，主疏泄

肝在中醫觀點中，是一種身體決斷的臟器，因此被比喻成將軍這一類，當面臨重大戰役時，負責調派分配與取捨決斷的角色。因為它必須取捨身體養分與代謝的功能，所以刻苦耐勞是它的本性，也因此常被稱為「沈默的器官」，平時人們不常注意它，只管它是否衝鋒陷陣，但等到哪一天突然罷工，就已經是很嚴重的事了。俗話說：「肝若不好，人生是黑白的。」就是這個道理。

中醫裡的肝，在五行中屬木，特性是主動、主升，既可儲藏有形的「血」，也可調節無形之「氣」，由此可見，人的氣血儲藏與調節，都少不了肝臟，也因此，**肝臟主要的生理功能，就是疏泄和儲藏血液。**

肝臟的疏泄功能，顯現出肝是一種剛性臟腑，就像勇敢果斷的將軍一樣，**其生理特性常表現在調暢氣機、促進脾胃消化和調暢情志等三個方面。**

中醫認為人之所以能正常運作，體內的氣就像前述所說的太極一樣，上升、下降處於一種相對平衡，所以肝臟的運作功不可沒。肝功能正常，身體所有器官功能也會正常；但只要不正常功能出現，就容易產生病理現象。

當肝的疏泄功能減退，氣機疏通就受到阻礙，此時很容易出現胸部、小腹等部位的脹痛問題。大家應該看過「去傷解鬱、中氣不順」的電視中藥廣告台詞，其所指的，就是肝氣疏泄不足的現象。其實這個問題，就好比一條水溝，當水溝裡的水不夠多的話，雜物就容易阻塞。

肝氣疏泄不足的症狀，臨床常見於女性和內向個性的人。因為這類病人很容易把是事情往肚裡吞，不斷承載許多外在的情緒垃圾，把該是肝的生發功能，不斷往下壓，所以身體氣機運轉發生改變，久而久之就會發生問題了。

當然，這是屬於心理層面的問題。若一個人有先天性貧血，如缺鐵性貧血、地中海貧血等，或後天的貧血問題，也很容易產生胸悶不舒、腹脹等症狀。由於中醫認為，肝是藏血器官，血不足，會影響肝的疏泄功能，所以不是檢查發現貧血，就猛吃鐵劑或輸血；同時要注意肝的正常功能是否發揮，才能有效改善這種疾病。

在中醫的觀點裡，陰陽平衡是決定身體健康的最重要條件。上面說到肝疏泄功能減退時的症狀，相反地，若肝的疏泄功能太旺盛，也會引起升發太過，氣來不及下降，就很容易形成肝氣上逆的病理變化，出現頭脹痛、臉紅目赤、容易生氣；嚴重還會氣升得太過，而出現咳血、吐血的症狀，甚至會出現腦出血的情況。

若肝的疏泄功能太旺盛，身體也可能產生無名腫塊，這些現象若發生在女性身上，就是我們常聽到的子宮肌瘤等疾病。上述疾病，並不是吃太補所造成，更不是西醫眼中，所謂中藥四物湯含有雌激素所造成的毛病。最主要的問題，還是出在肝的功能調節上，所以調整血量、調暢氣機、舒通情志等，都是肝主要的生理功能，不容忽視。

■肝氣條達主疏泄

中醫認為肝有柔軟隨和、能柔能剛、能屈能伸的特性，使身體保持在一種活潑的生理狀態。若肝的調節功能失去正常運轉時，就容易有胸悶脹滿、鬱鬱不樂、多疑善慮，甚至心情低落想哭的症狀；有時候還會有急躁鬱怒、失眠多夢、頭脹頭痛、目眩頭暈等狀況出現。

當肝的調節功能失常，患者平時易有臉色暗黑，常自述左右腋下到腰際之處的兩側脅下部位，有脹痛針刺感覺。這種痛感在白天症狀輕微，夜晚比較嚴重；也常常飯後腹脹嚴重，這很有可能是早前肝硬化的徵兆，需要提高警覺。

許多人平時只以抽血檢查來作為判斷肝功能好壞的依據。其實肝的好壞變化都是慢慢醞釀，很少人會在早期察覺肝臟功能失常。就像肝硬化，往往都在不知不覺中產生，因為太多人都以為腹脹只是腸胃問題，臉色暗黑也只是睡眠差，因此失去治療先機，等真的確診肝硬化，治療就比較棘手了。所以若能先察覺這些症狀，就能提早治療。

除此之外，許多人常見的一種症狀，就是咽中有異物感，很多人認為不舒服的部位是在咽喉，所以有此毛病的人，往往都跑去耳鼻喉科尋求治療，結果往往被以慢性咽喉炎治療。其實中醫認為這種咽中異物感，多以「梅核氣」來形容，這是因為患者咽喉中的異物感，就像是梅籽的核卡在咽喉中，要吐吐不出，要吞吞不下。

中醫看待「梅核氣」這種咽中異物感，多認為是肝氣鬱結、疏泄功能不佳所造成，一般常見於生氣後心情鬱悶、受壓抑所造成的因素最為常見。所以治療方向，只要疏疏肝氣就可迎刃而解，並非是無藥可醫的病。

中醫有句話說：「女子以肝為先天。」清楚說出女人青春期後，每個月的例行月事與肝功能運行息息相關。常見到女性朋友在月經來臨前後，有很大的情緒起伏變化，甚至月經來時疼痛激烈，有的還要請生理假來舒緩經期造成的身體不適。造成女性月經疼痛的因素很多，但與肝的疏泄功能，絕對脫離不了關係。

■肝藏血而舍魂

所謂肝藏血，主要是指肝對血液具有儲藏、調節、統攝等綜合功能。人體身上各部分的血流量，常隨著不同的生理需求，而相應地增減調節，所以當人休息與睡眠時，人體血液量會相對減少，這時多餘的血液就會回到肝臟；相反地，當人在勞動時或清醒時，人體血液並不會回到肝臟，而是排出肝臟，以利身體活動之需。

從這可以看到，中醫早在《黃帝內經．素問．五藏生成》中闡述了這種調節作用：「故人臥，血歸於肝，肝受血而能視，足受血而能步，掌受血而能握，指受血而能攝。」所以血液的多少與否，影響人體一切活動。

只是現代社會因經濟繁榮，造就許多不夜城和夜店，人們作息也不像古代「日出而作，日落而息」一般的規律，上夜班、熬夜歡樂、開夜車等等違反作息的狀況紛紛出現，也因此現代疾病肝炎、肝硬化的病例也層出不窮。

其實只要肝的升發疏泄功能失常，可能因為生氣大怒，或氣急攻心後所產生的現象，這種情況多半是因怒氣傷肝，導致肝火瞬間提升太過，使原本該儲藏收納的肝，短時間失去這項功能所造成，有時甚至會有吐血的症狀出現。最常見的例子，就是肝硬化造成的食道靜脈曲張，這是「肝不藏血」的實際例子。

當然肝藏血，是肝的生理現象，肝舍魂是人體精神意識功能的展現。有人認為只要說到魂與魄，就會聯想到中醫似乎對待心理層面的問題，只會談鬼與巫，所以很快就把中醫打入迷信不科學的階層，但如此反而更難體會肝藏魂的這種功能，在人體上的作用。

道家認為人有三魂七魄，而中醫認為：「隨神往來者謂之魂，並精而出入者謂之魄。」一個人魂魄都健在，才能有精有神，才是一個真正的人。我們常看到路上有許多「魂不守舍」的行人，表情總是一臉茫然與呆滯，毫無生氣，談話內容空洞，說話慢條斯理，臉色蒼白看不出任何喜怒，這種人在精神病房更是多見。

究其原因，本來應該安穩住在肝裡的「魂」，流離失所在外，當然沒了精神，而西醫精神科，都只能用精神安定劑與安眠藥，來控制肉體、控制病情，但控制失了心、去了魂的身體，卻永遠讓這類病人找不出治療恢復的方向。

人為何會有「魂不守舍」的說法呢？答案就是因為肝不藏血。雖然導致肝不藏血的原因有千百種，但最主要的，還是肝該有的調節功能，受到了干擾與破壞。另外，生活中暴飲暴食、熬夜、喝酒甚至減重過度所導致的貧血等，也都是禍因。所以只要有失眠、健忘、多夢甚至癲癇、發狂的症狀出現時，建議找個你信任的中醫師往滋肝血入手，應該會比只吃安眠藥控制失眠更有效果。

■肝主筋其華在爪

大家從小浸淫在西醫理論下，可能很難理解肝與「筋」（肌肉）會扯上關係，反而是接觸過中醫的人，對「肝主筋」的說法不會陌生。其實，筋，又稱筋膜，包括肌腱、韌帶等，主要功能是聯絡關節、肌肉，主管人體的運動功能，但是怎會與肝有所關連呢？

這是因為，肝在五行中屬木，有曲直特性，也就是有柔和曲伸的本能；而肌肉在人體中是附著於關節，也有曲伸柔和的現象，因此中醫就把這同類特性歸納為一樣的觀點，所以肝與筋，自然有密切關連。

前面說到肝是藏血的臟器，因此只有在**肝血充盈時，才能養筋**。換句話說，筋肉受到肝的血液涵養，才能靈活有利地運動；反之，肝血不足時，筋肉受不到滋養，就會看到肌肉萎靡無力、手足震顫、肢體麻木、手腳屈伸不順等現象。

要產生上述現象之前，指甲會最早出現徵兆。一般肝血充足時，指甲堅韌明亮，紅潤有光澤；反之，肝血不足時，指甲會乾枯無光澤，嚴重甚至容易變形脆裂，所以觀察指甲，是判斷肝血充不充足的指標，這項觀察，遠比抽血、驗肝功能更早更準確。

我自己在臨床上，常發現有些女性同胞身材瘦小、月經失調、手指常常微微顫動，幾乎都懷疑是甲狀腺問題，而跑去檢查甲狀腺功能，最後檢查出來是甲狀腺的疾病，然後就接受西醫治療。其實這種疾病的發生，我個人覺得與肝的藏血功能健不健全有極大關係，若能往「補充肝血」這方面去治療，幾乎可以改善病情，甚至有痊癒的機會。

此外，男性的生殖器，在中醫觀點認為是一種「宗筋」，所以其功能也與肝有密切關係。大家最常見的男性性功能問題，就是陽萎，太多人都以為，這是年齡老化的必然趨勢，所以補腎成為有此障礙的治療首選。

但中醫觀點認為肝主筋，男性生殖器又是宗筋所聚集，所以只要肝血不足或肝鬱不舒，都容易造成宗筋血液無法充盈，甚至只充不堅短短收場，因此遇到這類毛病，只要往肝論治，就應該可以迎刃而解。

像是現在治療性功能障礙的西藥威而鋼，用來治療陽萎毛病曾盛極一時。我個人認為，其藥物治療原理，也是應用「肝藏血」這理論來治療，只是他們不是這樣解釋，而且以「拆東牆，補西牆」的方式，像是把未來的東西拿來提前使用，這對身體的傷害很大，可惜大家並不自知，也不以為意。

■肝開竅於目，在液為淚

老一輩的人都知道，吃豬肝可以顧眼睛，這是中醫「肝開竅於目」的理論深植於過往生活中的明證，可惜現在大家多認為豬肝等動物臟器，在人工飼養時施打太多藥物，讓肝臟這種解毒器官含有太多毒素（西藥），再不然就認為肝的膽固醇含量太高，寧願視茫茫也不願膽固醇過高！其實這是不對的飲食觀念，只是大家已經習以為常。

經過前面說明後，大家應該能明白，肝受血而能視，是指肝透過肝經與眼睛相連繫，因此肝臟精氣通過經脈可注入於眼睛，眼睛也因此而能動能看，「視萬物，別黑白，審短長」，就成為眼睛的主要功能。

《靈樞．大惑論》說：「五藏六府之精氣，皆上注于目而為之精。」就是強調五臟六腑與眼睛都有關係，但就其臟腑的生理功能，與臨床變化對眼睛的影響來看，其實眼睛與肝臟的關係是最為密切的。

近幾年來智慧型手機盛行，加上平版電腦大發利市，人人幾乎成為低頭族，3C產品對眼睛的傷害影響甚深，當然年齡層也日益擴大。以往髮蒼蒼、視茫茫，幾乎是老年人專利，近來年輕人卻不讓老人家們專美於前。我常在診間看到五、六歲小朋友都戴上厚重眼鏡，讓我不得不對我們下一代的視力感到憂心忡忡！

小朋友舉凡弱視、斜視、近視等，主因都常被說是遺傳，必須提早矯正。其實一個人年紀輕輕就接受矯治，大概這輩子都脫離不了視力對他的影響。且父母多錯誤認為，越早矯正越容易控制。其實還在成長發育期的小孩，眼睛也在發育，硬要在小孩發育還沒到位時，就過早接受治療，其實也是一種矯枉過正的現象。若不考慮「肝開竅於目」的這道理，只想對靈魂之窗打主意，往往都沒有好結果。

因此在生理上，眼睛是依賴肝血而養成，所以會有肝經聯繫眼睛、充足肝血能涵養眼睛，以及肝氣直接通著眼睛等說法。而在病理上，肝臟如果有疾病，也容易導致眼睛疾病產生，大略會有以下幾個方面：

一、肝血虛時，常見有夜盲症或視物不明及角膜、結膜軟化等症狀。

二、肝腎虛時，常見迎風流淚、乾眼症、老花眼、白內障、飛蚊症等問題，以中老年人最為多見。

三、肝火上炎，常見眼睛紅腫疼痛、急慢性青光眼等疾病。

所以在中醫治療上，也是以調治肝臟，來治癒眼睛毛病居多。尤其古人深受肝開竅於目的影響，常用豬肝、羊肝等動物肝臟來製成藥丸，治療眼睛疾病，是有一定療效的。

由於自己長時間在月子中心兼診，看過許多媽媽產後坐月子的問題，其中產後常莫名想哭，或是看到、聽到小孩哭就跟著掉眼淚，還有媽媽看到另一媽媽哭，也會受影響而跟著哭，臨床以哭這類問題最為多見。

老一輩的人常會說，產後儘量不要哭，哭多會傷眼力，這應該是有根據的論述。只可惜在西醫主導下的今天，頂多會以個人情感太豐富，用心理安慰的方式來勸說，也常以產後憂鬱症診斷，認為是產後一些生、心理反應而不以為意。

臨床常聽到一些產後媽媽，都說眼睛感到模糊不清，這就是肝臟也受到產後失血的影響，而造成肝血不足，連帶影響視力而模糊不清。畢竟眼淚是人體的津液，哭就是一種捨棄津液的現象，久而久之，因為肝開竅於目，當然視力就跟著受影響，這是就事實的明證啊！

■膽為中正之官，決斷出焉

「膽」是大家都耳熟能詳的一項器官，像渾身是膽、肝膽相照、提心吊膽、驚心膽怯、明目張膽等等成語，都早已融入我們日常生活中，只是中醫裡的膽具有獨特性質，既有腑「瀉而不藏」特性，又有臟「藏而不瀉」功能，所以膽既屬六腑之一，也屬奇恆之腑，兼具臟腑的雙重特性。

從解剖位置來說，膽居於心肺之下、腎與膀胱之上、肝脾之中，因此膽是在人體臟腑位置之中。所以膽能因心火而下達，引領腎氣而上貫，左助脾消化，右助肝疏泄，就因為膽居「中」之位；又能外運陰出陽，內領陽入陰，而順理成章成為溝通表裡、融貫陰陽的橋梁，也成為上下表裡、內外出入的樞紐。所以，膽被中醫認為是「中正之官」，處於「掌握決斷」的關鍵性功能。

在中醫裡，膽被看作是一種「不偏不倚」的器官，是決斷一個人心理情志的主要決定器官，所以也被形容成剛正果敢、勇猛無畏的特質。一旦人的膽氣虛，常可表現出猶豫不決、優柔寡斷或鬱鬱寡歡、膽怯恐慌，甚至出現驚恐害怕的精神異常現象，這也是大家常會形容人膽怯害怕為「膽小如鼠」的原因。

此外，**膽的主要生理功能是儲藏和排泄膽汁，因此膽有參與脾胃的消化功能，也兼具影響人體精神的情志活動**。又因為膽內藏膽汁，分泌於小腸而參與消化，因此中醫又將膽稱為「中精之腑」。

肝與膽從經絡來看，彼此是互為表裡關係的臟腑，所以膽汁的生成與排泄，都得受到肝的疏泄控制和調節。若肝的疏泄功能正常，則膽汁排泄通暢，脾胃消化功能就健全；相反地，若肝疏泄功能變差，就容易影響腸胃功能，而出現腹脹、納呆、大便溏泊不易成形等症狀，甚至還會因膽氣上逆，而有口苦，甚至全身黃疸等問題。

當然「有膽無膽」，今日不再只是一個形容詞，因為還真有不少人，因為膽結石、膽囊炎、膽道閉鎖等等問題，早已透過切除手術成為一個真正「無膽」之人。姑且不論切除膽的利與弊，至少在生理功能上的最大改變，就是消化、排便習慣的改變，例如可能一天如廁需要許多次。

曾經看過有人做實驗，將豬的肝與膽切下後，置於室溫環境中，肝膽還可以保持一定的新鮮度許久，不會立即腐敗，但是只要膽囊破裂，或與肝分離，沒放在一起，肝幾乎很快就腐敗了。由此可看出肝膽真是生死與共，輕易切除是一件得不償失的事情。

其實因膽功能失常而產生的疾病很常見，其中「膽結石」最為人熟知。近年因生活作息改變，晚睡的人增多，因為晚睡又晚起，不少人早餐、午餐一起吃，剛開始身體大都還能適應，久而久之，問題就日益浮現。

首先晚睡就是傷肝與膽，因為**每天晚上十一點到凌晨三點，是肝膽經循行的主要時段**，晚睡的人沒挪出應該讓肝膽休息恢復的機會；再加上早上不吃早餐，膽汁無法有效分泌而慢慢累積，最後產生腹脹、腹痛、噁心嘔吐就醫，才發現是膽結石作祟。

不少膽結石患者會透過切除手術，將膽結石所造成的身體不適，除之而後快；但若自己生活習性沒變，其他臟器日子一久，也會產生問題。這種治標不治本方式，正是當今醫學主流。

我自己常在診間看到許多慢性肝炎病人，長時間接受西醫肝安能或干擾素治療，表面上能在數據和症狀上獲得一定效果的改善，只是一旦停藥，很多人的肝膽疾病常常出現反彈，而且來勢洶洶，這也是西醫一再尋求新藥問世，只為不斷壓制頑強病毒攻勢的原因，當然可以預見的是，身體狀況會日益衰敗。

反觀中醫，認為膽中正，可以幫助脾胃消化，如果膽氣受損，脾胃功能也會受影響。尤其許多罹患慢性肝炎疾病的人，因為治療肝炎，長時間服用一些苦寒殺病毒的藥物，時間一久，脾胃功能也會跟著出問題。

這時在中醫治療方面，會用疏利肝膽兼加溫暖脾胃的方式來治療，其結果往往藥到病除，腹脹腹痛症狀緩解十分迅速，而且還得以免除開刀所造成的皮肉之苦，當然這前提是要有對中醫的信任與了解，才能治療根除。

脾胃，升降運化

脾胃者，倉廩之官，五味出焉。

■脾主運化

中醫說的脾胃，涵蓋整個人體的消化系統，所以脾胃也是一個人氣血產生的主要來源，是後天之本，更是不容輕忽的重要臟器。它的功能涵蓋現今醫學的脾臟，脾臟是主導整個消化系統的重要臟腑，它負責運送食物消化後的營養物質到全身其他臟腑。所以它對食物具有消化、吸收和轉運的作用，可以將胃腸中的食物消化吸收後，經由脾轉化成水穀精微，就是所謂的精、氣、血、津液，然後灌溉它周遭的組織器官，最後散布到全身。

因此只要脾的功能旺盛，就能化生出充足的營養物質，供應四肢百骸、五臟六腑利用；反之，若脾主運化的功能失職，身體的消化功能就會失常，出現如腹脹、便溏、食慾不振、發育不良，甚至整日倦怠、消瘦和提不起勁的狀況。

■脾主五臟之使

脾的功能還有一種是運轉氣機的作用，因為人體氣機的運動形式，就是升降出入，如此人體的生命活動才能確實運轉。像是久臥病床的人或植物人，大都是升降出入機能受到傷害，神機化滅無法與外界有效溝通，當然生命契機會日益消亡。

所以中醫有句話說：「出入廢則神機化滅，升降息則氣立孤危。故非出入，則無以生長壯老已；非升降，則無以生長化收藏。」**生命的生生不息，就是配合與天地自然的生長化收藏，否則就難以生長壯老已。而脾的這一功能，就是居於樞紐地位。**

由於脾的五行為土臟，位居中央而灌溉四旁，又因心在上屬火，腎在下屬水，脾在中可調和心腎水火相交融。同樣的，肝氣從左升，肺氣從右降，沒有脾胃居中協調，也無法產生肝肺的合諧。

人體就像是一個陰陽太極，脾就是太極陰陽魚的雙眼，如環無端地運行，就可以維持生命氣機的運轉不息。所以許多疾病，就是在升降出入發生了問題，究其原因，就是脾胃功能受到傷害，無法正常運作，所以有許多束手無策之病，往往從脾胃去考量，也常有奇蹟的事情發生，就是這個道理。

■脾主升清

脾除了運化、轉輸營養功能外，另一個重要功能，就是脾氣上升的作用——「升清」。一般來說，**脾將水穀消化、吸收後產生的營養物質，向上傳輸到心與肺，一來使肺與心的功能繼續運作，產生人體能直接利用的氣、血、津液，這種功能就是升清作用**。因此中醫裡所謂脾的作用，應該是「宜升為健」。

因為升清正常，氣血生化有來源，可使身體生命活動旺盛；也可以幫助胃有很好的降濁功能，並增強身體消化功能。當然這種作用，也能固攝某些臟腑，如胃、腸、腎或子宮等脫出與下垂。

如果脾主升清這功能失常，就容易使消化功能減弱，而出現納呆、腹脹、便溏等症狀；且氣血產生的來源受影響後，營養不能輸送到頭部，會容易有頭暈目眩等情況，最嚴重還可能導致臟腑下垂與脫出，像是胃下垂、子宮下垂、脫肛、痔瘡、疝氣等毛病出現。

許多人常出現眩暈症狀，到醫院檢查都找不出原因，西醫大都是以「梅尼爾氏症」診斷，給患者服用止暈藥，但改善作用並不大。其實眩暈多半是因中氣不足，導致脾的清陽不升。《靈樞．口問》所說：「上氣不足，腦為之不滿，耳為之苦鳴，頭為之苦傾，目為之眩」，就已經清楚表達了眩暈的症狀。

通常有眩暈症狀者，多半以身形體瘦居多，也常在勞動後發作，其實多休息、補補氣就好。但不少患者一聽到要「補」就皺眉，覺得一補就會上火，寧願整日天旋地轉，也不願補補身上的氣。補氣並不是補胖，但許多人觀念錯誤，受害的其實是自己的身體。

脾主四肢與肌肉

一般來說，肌肉需要依賴脾臟精氣的滋養，才能維持肌肉的正常活動，因此只要脾臟機能健全，精氣充盈，肌肉得到充分營養，肢體就能運動自如，強健敏捷；反之，脾氣不足，失去該有消化運送功能，身體所消化吸收的營養，不能充養肌肉，症狀輕微者，肌肉會呈瘦小軟綿狀，精神常會倦怠；嚴重者可能會肌肉麻木萎縮，甚至出現皮包骨，這類病人以長期臥床，或重症肌無力的人最為多見。

許多人聽到脾的運動功能不佳，都會以為若加強運動習慣，即可避免肌肉痿軟無力的現象，但其實運動是一種耗能行為，就像一台車裡的汽油，怎可能只靠車不斷運行，就產生汽油來呢？人體也是一樣，沒有健全的脾臟來產生氣血運化，只想利用運動來改善，無異於是緣木求魚，肌肉往往還是萎軟無力的。

皮膚病

因為有許多惱人的皮膚病，也因此創造出許多有名的西醫師，排隊看診絡繹不絕。西藥的類固醇與抗組織胺，是控制皮膚病的有效利器，能解決皮膚毛病於一瞬之間，但事後的反覆發作，卻不在保證治癒範圍之內。

我在921大地震發生的那一年，剛好住在中部災區，一夜的驚嚇，讓自己產生綿延十多年的皮膚癢問題。剛開始使用西藥，都可以短暫舒服一陣子，但其他小病如感冒、口腔皰疹總是隨之而來，後來才明白，是使用類固醇，改變了我的免疫系統，讓我小病不斷。

後來自己學中醫後，不再看皮膚科，改尋求中醫診治，逐漸讓我體會到，脾胃功能好壞，是皮膚病的主要關鍵因素之一。因為脾胃消化後的菁華，是滋養皮膚肌肉的很好物質；且脾胃也是運輸身體水分到皮膚、肌肉的主要來源。

許多皮膚病，像是冬季濕疹或是頑固難纏的牛皮癬，就是一種免疫機能失常所引起的疾病，皮膚病灶處都是以乾癢為表現，讓許多人都誤以為，是身體水分太少而拼命喝水，結果產生惡性循環，毛病反而越來越嚴重。

中醫認為脾主肌肉，可以運化水穀，也可以長養肌膚。如果脾功能不佳，脾失去健運，產生的營養精華便無法輸送到皮膚，反而容易化為身體內的水飲，產生不良的循環現象，造成身體內水分太多，外在皮膚乾燥，皮膚病況反覆難以根除，惱人的情況不斷。

■脾開竅於口在液為涎

前面說到脾主運化，說明口腔是飲食消化的第一道關口。至於脾開竅於口，是指飲食種類與口味，和脾的運化功能息息相關；換句話說，如果脾的功能失常，就可能出現口淡無味、口甜、口苦、口膩等口味異常的感覺，進而影響食慾。

上述現象，多半以孕婦最為常見。因為婦女懷孕前與懷孕後的飲食種類與口味有很大的差異，這是脾的功能要因應兩個個體使用所做的生理改變，所以不算病態。但是除了孕婦的特殊生理情況，一般人若有口味改變的現象，就知道他（她）的脾功能有失常問題出現了。

我們都知道，口腔是消化道的第一個關口，具有咀嚼食物，辨別食物口味的功能；這些功能要健全的前提，必須是脾臟要健全。因為脾的營養物質，直接通於口中，進而影響口腔運作該有的功能，因而發揮消化食物、辨別食物味道的功能。所以只要脾的功能失常，就容易出現口淡無味、口中黏膩、發甜或是食慾不振的現象。

上述問題的病人，以嬰幼兒最為常見。因為他們的脾正在發育，所以嬰幼兒常見的疾病，多以腸胃問題為主。此外因為脾是主運化，而口（嘴）是消化的通道，身體內的消化與吸收作用，需要兩者合作無間，才能維持良好的消化、吸收與運轉，否則口瘡、口臭、流口水的症狀都會常出現。

當然出現這些「口」的症狀時，有許多人都會認為是吃太補或吃了太躁熱的食物才會發生，其實追根究柢，還是脾的功能失去該有的作為。飲食只吃冰涼食物、大量蔬果或生猛海鮮，甚至常常吃到飽、撐，對脾的傷害很大，只是大家都沒有危機意識，認為只要不吃太補、容易上火的食物就好。所以「病從口入」還有它另一面的意義，不只是吃了不乾淨的食物傷身而已，吃的對不對、合不合適自己身體的需要，才是重要的一層考量。

另外，**脾主涎的意義，主要說明脾的功能與脾經經脈是息息相關的**。因為涎為津液所轉化，脾經脈走向，上達口舌，所以脾的津液，隨其經脈上行而濡潤口腔，當然這種口水不多不少的調控，完全是依靠「脾氣」的約束與控制，也是前面所說脾主運化與升清作用的具體呈現。

所以只要有人口水太多或太少，都是一種病態。口水太多常見於小孩，原因大都是脾功能尚未發育完全，造成脾氣不足，而產生口中津液不能順利輸送或產生腸胃積熱現象，所以健全脾胃是治療方向。

另外一種情況是口中津液太少，出現口乾、口燥的現象，這類病人就以成年人居多，若是求治於西醫，通常找不出身體臟器有何毛病，常常會以免疫功能出了問題來治療，結果當然是很難治癒的。

口水太少，並不是水喝太少，但是大家都會認為，多喝水是解決此類疾病的共識，因此無時無刻都在「多喝水」，結果除了創造商人賣水的商機，還可能讓身體衍生出如風濕或皮膚癢的毛病呢！

人們往往在水喝多以後，還是會感覺口乾舌燥無法解渴。當找不出原因，就開始胡亂盲從論治，往往只是讓身體進入另一種病痛的深淵。我在這裡還是語重心長地建議，看看中醫，翻轉一下根深蒂固的觀念，也許問題可以迎刃而解，像是此類乾燥症，往脾的功能方向去治療，應該有不錯的效果。

當然常常有口瘡（嘴破）現象的人，多半也是脾功能失去正常，若還是以發炎、上火來考量，依舊逃不出反覆發作的這種下場。畢竟此類病患多半是虛火為多，而虛火多，也是脾功能失常的結果，只要大補脾胃元氣，元氣充足，虛火多半會自我收斂。

不少人只想單純消炎去火氣，但為何總是在服下消炎藥後，依舊發炎、依舊火大？火氣大問題始終無法改善？深究其原因，都是脾功能不佳所造成的，只是這原因不是大家首選的思考選項，大家都想積極進一步檢查，想看看口腔是否長了不好的東西？結果答案會有二種情況，一種是答案跟想的完全不同，或是無大礙收場，當然此類結局最多；另一種就是心想事成型，當西醫確診是癌症時，自己心情頓時跌落谷底，最後選擇積極化療，保住一線生機，但結果常是悲劇收場。

上述狀況，是一種惡性循環的結果。因為脾主思，太多的憂傷思慮，會影響脾的功能，久而久之，憂思不食、神經衰弱的現象頻頻出現，原先芝麻小的問題，也會造成不可收拾的局面。可見脾為後天之本的概念，是要提醒我們不可看輕它啊！

■胃為水穀之海

脾胃是消化系統的首腦，雖然常常併稱，但中醫觀念裡的脾與胃，彼此還是有區別的，脾是臟，胃是腑；脾是裡，主升清，胃是表，主降濁；脾陰土，胃陽土，因此脾的陽氣容易減弱，陰氣容易增多，而胃的表現剛好相反，陽氣容易增多，陰氣容易減少。所以平時養身，脾胃都是後天之本，但兼顧其特性有所不同。

一般胃的功能，是專管食物的受納與腐熟。食物從嘴巴進入，經過牙齒與口腔的咀嚼混合，先把食物咬成較小形式，後經由食道送入胃中，此時食物會在胃中停留一段時間，好進行初步消化。

這段時間，食物在胃裡受到陽氣的蒸化作用，使吃進人體的食物變成更微小的物質——食糜，才能更進一步輸送食物送到小腸，進行下一步的消化吸收。而在胃裡的這個消化過程，就是所謂的「腐熟」。

胃中的「腐熟」過程，在消化中是非常重要的作用。因為食物透過胃的「腐熟」作用，才能使食物中的營養物質釋出，也才能進一步產生讓身體製造「氣血津液」等物質的重要來源。所以《黃帝內經》說：「胃者水穀之海。」就是說明胃的重要性。

「消化」這個名詞很耳熟能詳，但有多少人真正知道它的含意？從字面來說，「消」，有減少、消失、變小的意思，它是一種量與形的「物理變化」，就如一公斤的肉經過「消」以後，還是一公斤的碎肉；但是「化」，就是一種轉化、新生的意思，它是一種質的「化學變化」，這時候一公斤的肉已經不是一公斤，且不再是碎肉或肉糜，而是蛋白質或其他營養物質了。

由此可知，胃不單單只是接受食物的「受納」器官，也不光只有「消」的作用，還可有另一種「腐熟」食物的效果——「化」。所以當胃的受納功能失常，也就是胃「消」的功能有問題，就會出現腹脹、飲食無味、吃不下的現象；如果是胃的腐熟功能異常，也就是胃「化」的功能出現毛病，就會有胃中嘈雜、胃酸過多、不停吃又容易餓等現象，還可能出現胃痛、食慾不振等症狀。

雖然脾與胃的生理功能，常常出現相反作用，但其實它們是相輔相成的好兄弟。因為胃的另一種降濁、和順氣機功能，是要在脾能夠正常升清的作用下，才能順利進行。如果胃以通降為順的這項生理功能異常，食物在胃中無法順利下降到小腸，進行更進一步消化，就容易出現腹脹腹痛、口臭、便祕、泛酸水、噁心等等症狀了。

我們常在電視廣告看到治療胃食道逆流的成藥廣告，就可知道國人胃病問題的嚴重性，但胃病若只是吃吃西藥緩解症狀，恐怕只是治標不治本的做法。只要知道胃的主要功能，我們就可以知道胃病產生的原因何在。

如果是胃受納功能有問題，表示胃的「消」出現狀況，應該就病人產生的症狀：短時間吃太多如糯米或大魚、大肉、太油膩等不易消化食物，所造成的「食積」現象去治療。比如吃些容易消化的食物，像是茶葉、山楂、蘿蔔等，就可來改善上述症狀。

如果是胃的腐熟功能有問題，表示胃的「化」出現狀況，通常是因吃太多冰冷食物所導致，這時可以吃些薑、蒜，甚至辣椒等溫熱食物，以緩解胃寒情況。

從以上說明可清楚知道，胃的疾病絕對不是單單使用制酸劑、止痛藥就可改善。我常在臨床看到許多有胃病的人，身體多半還會夾帶其他的毛病，更多是長期服用慢性疾病的止痛藥，如退化性關節炎等疼痛性疾病，常把好好的胃弄得傷痕累累還不自知；甚至長期吃止痛藥，吃到出現潰瘍穿孔，實在讓人心痛。其實不知胃部功能的人還真不少，這也是我希望大家好好了解中醫的原因所在。

海，在大家的思維裡，具有涵蓋與接納的意思，而胃在中醫裡，被認為是水穀之海，是決定身體最重要營養物質來源的臟器，由此可知，胃它處在五臟六腑的角色與地位，所以脾胃為「後天之本」，也非浪得虛名了。

肺，治節氣運

肺者，相傅之官，治節出焉。

肺為嬌臟

位在胸腔最上緣的肺臟，像是個華麗的蓋子，覆蓋著身體底下的臟器；又因為肺葉嬌嫩，不耐寒熱，容易受外界冷熱外邪的侵襲，又稱為「嬌臟」。所以顧名思義，肺是比較脆弱嬌嫩的器官，容易受到天氣冷熱變化影響，而產生身體氣機不通暢的咳嗽現象。

肺的生理功能，主要是控制「氣」的調節，管理呼吸作用，以及肺的宣發、肅降功能，同時還具有調控身體水分功能，主導管理與節制身體其他臟腑作用。就像古代輔佐君王（心）的宰相。

其實肺除了對心臟有輔助功用外，對肝在氣機升降的節制也有影響；對脾胃在節制食物的受納、腐熟，和營養物質的分布運輸與轉化，也會發揮作用；對腎主要節制水與氣兩方面，讓腎主水與腎納氣功能得以發揮，所以肺臟是人體內的宰相，所有臟腑都離不開它的影響。

■肺主氣，治節全身

《素問．五藏生成》指出：「諸氣者皆屬於肺」，就說明了肺是主管氣的主要臟器；也說明了人體之內，上下表裡之氣的生成與運行，都是由肺來主導與調節的。

氣在書前已有一番說明。而在這裡的氣，除了是指進出肺臟所管轄的空氣之外，**肺主氣這涵義裡，還涵蓋了由脾胃運化生成的精微物質所產生的營衛之氣，因此肺的呼吸功能健全與否，會直接影響著全身之氣的生成**。

此外還對周身氣機的調節作用出現影響，因此肺的呼吸，就是對氣的升降出入，發揮一種調節作用，所以只要肺的呼吸均勻調和，氣的生成和氣機調暢就容易出現。但只要氣不足、氣的升降出入運動異常，再加上血的運行，和津液的分布排泄失控，也會影響到肺的呼吸，進而產生呼吸困難或障礙。

所以，當身體出現咳喘等症狀，不管是內傷或外感，都脫離不開肺的生理功能。就像肺氣不足，會容易出現言語無力、氣短，以及容易出汗等症狀；氣機逆亂，就容易出現咳嗽喘息、胸悶不舒的症狀。有上述問題，治療方式可從補肺氣和調暢肺的氣機來著手，如此都可得到相對的治療與保健的效果。

■肺通調水道

肺在中醫的理念中，不只有單純的呼吸功能而已，很難想像的是，它與身體的水腫現象也是息息相關。因為肺的另一種生理功能，就是疏通與調節水的排泄作用，也就是**肺對體內水液的分布、疏送和排泄，有著主導調節的功用**。

之所以能產生這種「通調水道」的作用，主要是依賴肺的「宣發」和「肅降」這兩種作用。其中「宣發」，就是把津液排散到全身，尤其是排到肌肉、皮膚表面上，同時還調控著皮膚毛細孔的開闔，以調節汗液排泄。「肅降」作用則是讓身體內的水分運輸到下半身去，再經過代謝轉變成尿液並排出體外。

當然以上人體反應，是建立在肺的宣發與肅降這兩種功能都正常的基礎上，當肺的功能失常，很容易讓身體的水液代謝出現紊亂，多餘的水分就容易產生痰、飲等身體上的病理產物，嚴重時，身體還會出現水腫現象。

一般看到身體有水腫時，都應該先從腎或心這兩大臟器來考量，因此檢查心臟與腎臟功能是否異常，往往是「有無水腫」的首要考慮因素。可惜若檢查發現這兩個臟器一切正常，不少人就對水腫原因有著難以對症下藥的窘境，讓心情因此大受影響。

其實肺可以調節全身水液的分布與排泄，在中醫界裡有「肺為水之上源」之譽。這說明了肺調節著身體上半部的水分代謝，它可將身體的水分，分成兩大輸送系統，一種是對外體表的水分輸送，也就是汗液排泄；另一種是對內身體往下的輸送，即是尿液的排泄。所以只要水腫現象產生時，我們可藉由這兩種方式，來改善身體水分過多的問題。

臨床上，也可常見到攝護腺肥大的病人，並非只是單純攝護腺肥大而已。我發現有一些病人可能是肺氣不利，造成宣發與肅降功能失常，所以並不一定要吃利尿劑或是手術，才能改善小便不順問題。偶爾從肺的方向來考量，也會有不錯的治療效果。因為這類病人除了會有小便不利的症狀，多半還有肺的其他毛病！

■肺朝百脈

也許大家很難想像，全身的血液能通過經脈而聚集在肺，並透過肺的呼吸進行清濁交換後，再被輸送到全身利用。**西醫認為體內血液循環，可分成體循環和肺循環兩種，而中醫卻獨斷一種「肺朝百脈」的循環**。

這是因為在中醫的藏象理論中，人體的血液與血脈，都由心來統理；且心臟的跳動，是血液運行全身的基本動力。但血液的運行，需依賴氣的推動；而肺又主一身之氣，其呼吸功能又可調節全身的氣機，因此血液運行，脫離不了肺的輔助和調節。

就是這種關係，肺在身體掌管治節大權，能律動調控一身的經脈，讓全身氣血運行。正因為如此，血無氣不能行，彼此分不開，所以（肺主氣）這特性，能統帥血液運行於經脈之中。因此，人每呼吸一次，血脈就跳動一下，只要呼吸持續進行，心跳也會跟著跳動，呼吸停止，心跳也會將停止，除非是外在呼吸器介入，但此時生命已不再是生命，而只是機器造成的生命。

中醫常說：「五臟六腑皆令人咳」，說明了咳喘不是肺的專利疾病。但是咳喘症狀，根據肺朝百脈的道理，多與肺脫離不了關係。不管造成咳嗽的原因為何，終究會影響到肺。

所以治療咳嗽時，雖不一定要在肺部這臟器打轉，但也不能輕忽它的重要性。因為咳嗽一旦拖久了，難免會耗散肺氣，也會影響心脈運行，而連帶出現胸悶、心悸、浮腫等症狀，嚴重還可能加重咳喘症狀。

所以治療長期咳嗽的毛病，一定要往補益心肺功能，並加強肅降肺氣的方向來治療，如此才可能解決久咳喘的問題。倘若只是不斷鎮咳、止咳，總有一天會造成藥石罔效的窘境。

肺主皮毛——皮膚癢

皮毛，是人體最大最外表的組織，包含了皮膚、汗腺、毫毛等，最主要的功用是防禦外邪（如細菌、病毒等入侵），但它能發揮這種功用，卻需要依賴肺宣發防衛之氣的溫養，以及津液的滋潤作用。所以《素問．五藏生成》說：「肺之合皮也，其榮毛也」，就是指這個道理。

因此，只要肺的功能正常，皮膚就能緻密有光澤，發揮抵禦外邪的能力；相反地，如果肺氣虛或是肺的津液不足時，就會看到皮膚鬆垮，毫無光澤的現象，此時抵禦外邪的能力也會跟著下降。

所以我們常看到有人反覆感冒時，會連帶出現皮膚乾燥、發疹、紅腫癢痛的許多毛病，這是因為皮毛與肺有密切關係。如果皮毛受邪氣侵擾，導致皮膚毛孔緊閉，會間接影響肺的宣發與肅降功能失常，此時容易出現咳嗽、氣喘、胸悶等毛病。因此，肺和皮毛是息息相關，因為肺可以主宰著皮毛的正常功能與否，而皮毛的防禦功能好壞，也會影響到肺，所以只要皮膚有毛病，往肺部功能去思考就對了。

很多人總喜歡在「面子」上下功夫，保養品所費不貲，但是總是「治標不治本」，因為只要肺的功能極差，怎能期待在擦完保養品後，會有亮麗的皮膚。還有人不懼皮肉之苦，想靠整形、拉皮留住Q彈皮膚，雖然表面上獲得短暫的美麗，但終究還是曇花一現的榮景而已。

其實肺功能正常運作時，是可以輸布體內津液，使皮毛不至於乾枯，因此只要滋潤肺臟津液，就一定可使皮膚光鮮亮麗；反之，若肺有了毛病，就會皮膚乾燥、失去光澤。

此外，許多愛美的女性朋友們，常在豔夏之際，愛吃冰飲生冷食物，這樣反而會漸漸損傷肺的陽氣而不自知，也會影響皮膚，造成抵抗力下降，久而久之，更會影響肺的宣發功能，而出現手腳冰冷、怕冷的問題。這時候，除了容易出現反覆感冒，還容易出現慢性支氣管炎的難纏疾病，由此可知皮膚功用何其重要。

其實皮膚身為人體最外表的屏障，應該被好好重視。因為只要一些起居作息（如熬夜或過勞）或飲食習慣改變（暴飲暴食、生猛冷飲等），皮膚抵禦外在邪氣的功能，都會首當其衝受到影響，造成抵抗力下降，招致外邪的侵襲。如此惡性循環的結果，當然會使肺結核、肺氣腫、肺炎，甚至肺癌等疾病不停出現。

我們常見皮膚科門庭若市，大多是使用類固醇來治療，民眾們往往對治療效果趨之若鶩，其實這是一種假象，一來類固醇壓制了身體的免疫反應，讓皮膚癢的表面症狀一時消失，二來許多人以為疾病已經痊癒，殊不知疾病只是暫時躲了起來，正等待下次機會來臨時的伺機反撲。

這就像水煮青蛙的故事一樣，讓大家以為真有解決問題的效果，使身體更像一個門戶大開的城堡，讓敵人幾乎不費吹灰之力，就能長驅直入。所以一旦病邪反撲，病人身體多是嚴重到難以收拾的局面。像不少癌症末期的人，多是出現此種現象，而且有越來越多的趨勢，就是這種結果。

■肺開竅於鼻，在液為涕——鼻炎

肺是管理呼吸的主要臟器，鼻子與咽喉相通連接於肺，是肺呼吸的門戶。中醫的藏象理論，也認為「鼻為肺之竅」、「喉為肺之門戶」，因此鼻的嗅覺和喉嚨發音，都要依賴肺氣的作用。

一般來說，只要肺氣充足和利、呼吸通暢，那麼嗅覺一定靈敏，說話聲音也一定洪亮。就如《靈樞．脈度》所說：「肺氣通於鼻，肺和則鼻能知香臭矣！」也正如肺開竅於鼻，又與喉相通，所以鼻與喉，常常成為細菌病毒等外邪入侵的第一管道。所以只要肺有了毛病，就容易產生鼻塞、流鼻水、打噴嚏、喉嚨癢痛、聲音沙啞甚至失聲等症狀。

又「涕」是鼻子分泌產生的津液，正常的肺功能，這津液是可以滋潤鼻腔，但如果肺受邪氣侵擾，就可能出現鼻涕異常的問題。就像肺受風寒時，鼻子容易流清涕；若是肺受風熱，則易出現濁涕。

這幾年台灣過敏性疾病問題日益增多，舉凡過敏性鼻炎、異味性皮膚炎等，在現代醫學治療下幾乎束手無策，而且有增無減。其實若用中醫觀點來看過敏性疾病，可發現這類病人的肺與脾胃功能都不會太好。

我們可以發現，肺功能變差，多半是太過勞累或是反覆感冒後降低肺氣，這會減少肺的抵抗力。另外，飲食生冷瓜果太多，不但會影響脾胃功能，連帶也會影響肺的宣發與肅降功能。只要改變長期吃生冷飲品的習慣和日常生活作息，當然可以治癒類似過敏性鼻炎等過敏的疾病。

但是總有人不會也不想在自己體質與飲食作息上做改變，期待靠手術一勞永逸，結果多半只有更悲慘的狀況來收場。有人說鼻中膈彎曲，是鼻塞、鼻炎的主因，但是鼻中膈只是一種鼻腔物理上的變化，怎能期待用手術來截彎取直，改善過敏性鼻炎呢？這就好比治水的道理一樣，用圍堵只是治標，何不順其勢，追根究底找出發病原因，這才能真正治本。

大腸者，傳道之官，變化出焉

肺與大腸是相互為表裡的臟器，這是中醫從經脈相互絡屬而構成的觀點來看。大腸的解剖構造，包括回腸和直腸兩部分，上端接小腸，下端直通肛門，所以大腸的主要生理功能就是「傳化糟粕」。

通常食物經過胃、小腸的消化吸收後，到大腸已經進入尾聲，此時將消化後的食物殘渣和多餘的水分再行吸收，最後變成糞便排出體外，使整個身體的消化功能告一段落。

其實以中醫的觀點來看，大腸這種「傳化糟粕」的功能，是胃降濁功能的一種延伸。這其中當然也需要肺氣的肅降，以及腎氣的氣化作用來協助，並不是單一大腸就能輕鬆完成。所以許多大腸的病變，通常會以大便異常的症狀來表現，甚至會由此種症狀影響，進而出現一些消化道的問題。

因此大腸的傳導功能，需依賴肺氣的肅降來完成。一方面，肺氣肅降可產生力氣，幫助大腸推動糟粕；另一方面，肺氣的肅降功能，可以讓津液傳到大腸，使大腸滋潤而不乾燥，大便才能順利排出。當然，這是建構在肺功能正常狀態下才會有的現象。

如果肺部氣虛無力，或是肺肅降功能變差，會容易引起排便異常。臨床上，許多人常不能理解，感冒會影響到排便，這就是不明瞭肺與大腸這層關係，所以這時我都只能用「腸胃型感冒」來向病患解釋。

其實許多感冒都會影響肺功能，若是肺功能受影響，大腸的功能當然也會受牽連。所以當感冒引起腹瀉時，千萬不可只吃止瀉藥來收場，若單吃止瀉藥，身體就像「關門逐寇」一樣，會出現兩敗俱傷的下場。同樣道理，若是有人久咳不癒，大便反而失禁，也是肺功能失常，影響了大腸傳導功能，往往治肺沒看到效果，從大腸方面考慮，反而能解決久咳不癒的問題。

除了肺對大腸的功能影響，胃的角色也不容忽視。從經絡來看，胃與大腸同樣屬於陽明經。胃是水穀之海，它的氣機是以降為順，所以胃向下通降濁氣這一功能，是把小腸將食物殘渣往下送到大腸，以及大腸傳化糟粕功能，全都涵蓋在內。所以臨床上，只要胃出現毛病，大腸的傳導功能也會出現狀況。

反過來說，當大腸傳導功能失常，也會連帶影響胃功能。因此只要有噯氣泛酸、噁心嘔吐、腹脹腹痛、大便祕結或腹瀉等症狀，都是胃與大腸相互影響的關係。

此外，大腸的傳導功能，還需要有賴腎的氣化作用來協助。因為腎主控氣化作用，是掌理大小便的臟器，所以只要腎的氣化作用正常，大腸的傳導才會有一定次序。如果腎失去氣化功能，就會導致大腸傳導紊亂，出現大便不調的現象。所以要調節大便功能時，腎這個臟器功能也不能忽略。像是許多洗腎病人，常出現大便祕結現象，就可明白腎對大腸排便的重要性與相關性。

其實，排便是大腸的一種重要功能，牽涉的臟腑也不只是大腸，但是今日醫學裡，只要出現便祕，就用藥來瀉下，只要出現腹瀉，就用止瀉處理，完全不考慮是肺、胃或腎的影響，結果只處理了表面問題，久了可能會有其他病變出現。

我自己印象最深的一位病人，是大腸癌的病患，來就診時已是末期，聲音在化療後就失聲，腹脹大便祕結是當下的症狀。他家人曾述及患者發病時，一天如廁三十至四十次，治療方式先以止瀉為主，等到腹瀉狀況減緩，再去就發現是大腸癌末期。其實癌症都是日積月累造成，若當下他能懂這些道理，能知道最先是肺、胃還是腎出了問題，怎會讓身體狀況江河日下呢？

腎，技巧氣化

腎者，作強之官，伎巧出焉。

■腎藏精

中醫所說的腎，是指五臟中的腎，它涵蓋了西醫解剖之腎，主要功能是藏精，代表著腎對人體精氣具有封藏作用，而不是只有過濾尿液、排泄水分的功能而已。

在中醫裡十分重視腎這個臟器。一個人從生殖、生長發育到衰老，都脫離不了腎的影響。中醫所謂的「腎藏精」，與人類生殖表現有關，是指腎精化生腎氣後，會進一步主導人的生長發育，以及繁衍後代的生殖功能。

簡單來說，**腎精是構成人體胚胎的原始物質，且腎精又能促進人體生殖機能成熟**。所以人們在幼年時期，因腎精不充盛，故不具備生殖能力，但進入青春期後，腎精開始充沛，會進入我們民間常說的「轉骨」時期。此時女性開始來月經，男子開始有遺精現象，這時候的青少年男女，已經具備生殖能力了。隨著年齡增長，進入老年期後，腎精逐漸減少，女子逐漸停經，男子精液也開始減少、體力衰退，生殖功能也逐漸喪失，不論男女都會慢慢失去生殖能力。

腎藏精還主導著生長發育功能，因為一個人的生、長、壯、老、已是自然規律，和腎中精氣的盛衰關係密切。人在幼年期，腎中精氣逐漸充盛，表現出換牙、髮長的生理現象；到了青壯年，腎中精氣強盛，表現出肌肉結實、筋骨強勁的生理狀態；老年時，腎中精氣逐漸衰退，就會看到耳聾眼花、齒牙動搖、頭髮稀疏脫落變白等生理變化。

所以，上天對待大家是公平的，給了每個人固定的「腎精」，只是這腎精用多、用少、用快、用慢，都得靠自己後天使用狀況來維護，因為只要腎中精氣過度損耗，生殖、生長發育異常等疾病就容易出現。

像是在幼年期，可看到生長發育遲緩、智力低下等毛病；成年人則可提早看到齒牙動搖、掉髮、耳聾眼花、記憶力減退等現象，另外，性功能減退、不育不孕、男子陽萎、女子停經等症狀也會提早出現；而在老年期，衰老現象則會更明顯，甚至壽命會比一般人還來的短。所以建議大家，除了平時要好好保養腎精之外，不過度使用、填補腎精也是一個好方法。

許多人都怕老，因為人一老，許多毛病都會上身。雖然老化是一種正常生理現象，但是如何老的有尊嚴、體力不至於差太多，學習了解中醫，真的是個好方法。因為知道中醫對身體臟腑機能的看法後，就可以比別人更懂得保養自己的身體。

人的一生，就像是有起有落的拋物線一樣，腎臟功能的保養也是如此。近年來老年退化疾病越來越多，像是帕金森氏症、阿茲海默症不斷出現，不都是腎精不足的表現嗎？若只靠吃西藥來控制病情，又有幾人能擺脫這些老化疾病的糾纏？人們的老化現象日益嚴重，都是腎精虧損過度，吃西藥控制病情，多是騙人騙己的假象，這種情況對腎臟來說，就像是一個隱形殺手，難怪我們洗腎率高居世界第一。

■腎主水

大家都知道，腎臟是產生尿液的器官，所以腎臟在中醫藏象學說裡，主掌水液代謝。但是「腎主水」，其實在中醫解釋上並不是這麼單純，**腎中精氣在人體水液代謝過程中，扮演著一個關鍵的調節作用，而這一種功能，主要是通過蒸騰氣化、開闔二便的作用而表現出來。**

人體水液的代謝過程，都是由嘴進入胃，再由胃到脾，接著由脾散精而上傳到肺，其中一部分水液，經由肺的宣發到皮毛，代謝後變成汗液排出體外；另外一部分水液，則由肺的肅降到腎臟，再由腎臟蒸騰氣化輸送到膀胱，最後轉變成尿液而排出。

在這個水液代謝的過程中，只要「腎主水」這個功能失常，就容易出現小便不利、水腫，頻尿，甚至點滴不出尿或失禁的症狀。其實從前面所述其他臟器，我們都知道，人體的水液代謝過程，需要許多臟腑（含肺、脾）參與才能完成；但是腎氣的作用，卻自始自終都在水分代謝過程裡。特別是尿液的生成與排泄，與腎氣的蒸騰氣化密切相關，因此只要腎主水這一功能失常，身體就會產生水液代謝紊亂的毛病。

身體內所有「代謝」活動，都需要能量，水分代謝也是。而腎主水液功能，可誘發的腎氣蒸騰，就是一種代謝，也是一種能量消耗。洗腎病人因腎臟功能消失，只能靠機器來代替腎臟，過濾身體中的廢棄水液——尿，而原本腎所該有的其他生長發育和生殖功能，甚至大小便的管控能力，都已經消失殆盡，所以洗腎病人在日常生活中的飲食，都需要限制水分攝取，就是這個道理。

但反觀正常人，一天至少要喝二千CC的水，這是大家耳熟能詳的話語，只是我不清楚這種立論的基礎為何？只要想到每人每天還要多負擔這多出來的水分代謝，就替每天不停喝水，但有水分代謝障礙的人，感到憂心忡忡。

這道理就像「天下沒有白吃的午餐」一樣，身體多喝一CC的水，就得多負擔一CC水的代謝能量。而水不是身體消化吸收後產生的津液物質，它完全不能治療乾躁症或乾眼症所引起的口乾、眼乾等症狀；也不能治療腎結石，或讓痛風的結晶石消失，水多喝一口，身體就得負擔一口的代謝量。

洗腎機器與藥物能負擔一時，卻無法負擔永遠，所以有人想換腎。換腎表面上一勞永逸，但誰知道換腎後，會有哪些無法預期的後果？套句廣告台詞，「還是天然的最好」。對腎來說，還是自己的最好，所以好好保養腎，不要沒事多喝水，才是上上之策，但也不是要大家滴水都不沾喔！

■腎主骨生髓，其華在髮

骨頭在人體分成軟骨與硬骨二種，其主要功能包括：支撐人體、保護內臟、主管運動功能。《黃帝內經．素問》說：「骨者，髓之府」、「髓者，骨之充也」，就是說明骨髓藏於骨腔之中，骨頭會依賴骨髓的營養而成長茁壯；而骨髓則由腎精所化生，因此有腎主骨的說法。

其實從臨床觀察，只要腎精充盛的人，骨骼必定堅固強壯，若腎精不足、髓海空虛，新生兒可以看到囟門久久不能閉合，久久學不會站立與行走；老人家則容易出現骨質疏鬆，且容易因跌倒而發生骨折。因此，不難理解中醫用的補腎藥物，如熟地、鹿茸、牛膝、山藥、補骨脂等，都可以用來幫助骨折癒合、骨質疏鬆或小兒發育遲緩、生長發育轉骨等問題。

不過，大家很難理解牙齒提早鬆動，其實與腎有關係。其實「**齒為骨之餘**」的說法，在中醫理論裡是不爭的事實。因為牙齒與骨頭是同一個源頭——腎，所以古醫家也把牙齒稱為「腎之標，骨之本」。因此我們可透過觀察牙齒狀況，判斷腎精充盛與否。牙齒堅固的人，一定腎精充盛、骨頭堅韌，以運動家或青壯年最多；反之，齒牙動搖、甚至容易脫落的，就以老年人或腎臟病人最多。

近來植牙與牙齒矯正的人日益增多，也讓牙科診所門庭若市，雖然愛美是人類天性，但是似乎有點矯枉過正。畢竟「腎主骨、齒為骨」之餘，只知道在牙齒上做文章，短時間可看到整潔亮麗的外觀，但時間一久，齒牙動搖常比同齡者更快發生。

這並不是危言聳聽，大家可以平心靜氣想一想，在青壯年時期牙齒茁壯後，用人為的手術方式，去撥動已經根深蒂固的齒根，重新排列，只為換得門面整齊，被鬆動根基的齒根，真能維持長久咀嚼嗎？就像一顆大樹，把它連根拔起後，再重新種下，能像原來那般堅固嗎？相信大家看過颱風過境，被風吹倒的大樹，幾乎都在城市裡，這個道理，就不言可喻了。

「腎主骨、腎藏精、精又生血」，這是中醫的基本理論。古醫家也發現，「髮為血之餘」，所以腎精生血，是頭髮之所以能牢固的主因。想要頭髮生長茂密不易脫落，不但要依賴血液的濡養，保護最根本的腎，也是一大重點。

現在醫學解決落髮問題的方法不少，利用植髮方式，道理跟植牙一樣；至於使用荷爾蒙藥物治療，更是拆東牆補西牆的做法，這其實就是利用人為的荷爾蒙，產生類似腎精的效果。請大家想想，為何國外職業運動員，會有人冒險服用禁藥？其目的就是要讓自己體能，瞬間產生異於常人的爆發力。從中醫觀點來看，用藥只是提早或過度使用自己的腎精，之後身體一定會比一般人更快衰老，甚至減短壽命。

腎開竅於二陰

二陰，包括前陰（外生殖器與尿道）、後陰（肛門），中醫認為「腎開竅於二陰」，可以解釋為，**腎是主宰著人體大小便排泄的通道**，其中前陰，為小便排泄管道，與腎氣有密切關連。

大家都知道，雖然小便是津液代謝後的最終產物，但真正要將小便排出，還是要依賴腎的氣化功能，換句話說，還是要腎氣提供臨門一腳。因為當腎氣化功能正常，小便該排就排，排出有力且通暢；但若腎的氣化功能失常，就是一般人常說的「膀胱無力」，就會有頻尿、尿細如絲，點滴不暢，甚至失禁或排不出尿來的症狀。

近幾年來，西醫界又出現一個「膀胱過動症」的毛病，許多人飽嘗頻尿、排尿不暢等痛苦，若以中醫角度論治，腎的氣化功能一定是治療方向。只可惜西醫用藥物，甚至手術都不能改善太多，只能以自律失調來收場。對這類患者來說，其實中醫就有不錯的改善方式。

至於腎開竅於後陰，一般人可能很難想像。糞便是食物消化吸收後，最終的代謝產物與殘渣，雖然是經由大腸來傳導，但實際上也與腎的氣化功能息息相關。因為只要腎精充沛，則大便容易成形，排出也通暢；但腎若氣化功能失常，大便次數、形狀都會受到影響。

其實不少骨折病人或產婦，多會有大小便不正常的問題，從中醫觀點解釋，這都是腎開竅於二陰道理的證明。雖然大小便問題，不盡然都是腎病所造成，但也不能撇開它不做任何考量，因為治療時若有偏差，對整體療效還是會受影響。

■腎，在竅為耳

耳鳴、耳聾過往一直是老人家的專利，後來慢慢演變成年輕人也常見的毛病。耳朵與腎臟，就解剖位置來看天差地遠，但從中醫的角度，人體經絡與臟腑間的聯繫，其實息息相關。

我們都知道「耳聰目明」這個成語，形容一個人很聰明的意思。真正天資聰穎的人，雖然不一定耳聰目明，但耳聰目明的人，資質一定不會差到哪裡去。所以一個人要頭腦清楚機靈，「耳聰目明」是不可少的基本要件。因為肝開竅於目，腎在竅於耳，所以**養好肝腎，是耳聰目明的先決條件**。

每個人或多或少都有耳鳴的經驗，像坐飛機或搭電梯時發生的耳鳴，是氣壓改變所造成的生理性耳鳴，此時只要吞吞口水，就可改善這種情況。另一種耳鳴，會在身體虛弱或感冒時出現，而且只要身體情況沒改善，耳鳴現象就不易緩解，有時還會伴隨頭暈等其他症狀。

其實中醫早就認為，腎與耳有密切關係，因此有「腎氣通於耳，腎和則耳能聞五音矣」之說，就是說明了「耳為腎之官，腎在竅為耳」的道理。先前曾說過，因為腎主骨生髓，老年人因年紀大，腎精不斷衰退、流失，很容易會出現耳鳴、耳聾的現象，這是每個人（包括醫師）都無法改變老化的必然現象。但是減緩生命衰退速度，卻是每個人都能做到的事，只看自己是否懂得珍惜與運用中醫的知識和養生道理。

生命就像是大自然的春、夏、秋、冬，雖然我們不能改變這個時序，但順應時序卻是人人可為。可惜的是，有些年輕人晚上不睡覺逛夜店，整日上網玩電動，先違反生理作息，再加上耳機不離身，播放音量過大，日積月累對耳朵也是一大損傷。

唐代中醫孫思邈，曾提出了一種保健耳朵的運動，個人覺得方法簡便，效果宏大，在這兒借鑑一下。首先可用雙手手掌掩住雙耳，用力往裡按壓，然後放手，此時耳朵會有「呼」的一聲，便完成一次，每天可不定時重複十次。雖然這方法不一定保證耳朵永不耳鳴，但至少也不會差到哪兒去，因為保養可不是老年人的專利，提早預防保健，絕對是上上之策。

■腎在液為唾

「唾」是指在口中津液汁稠厚者，與「涎」指口中津液汁清稀者，都具有潤澤口腔、幫助食物吞嚥和消化的作用，只是各自管轄的臟腑不同，但都是身體將食物消化後所產生的津液。

涎雖然主於脾，與腎的關係也很密切；同樣唾主於腎，與脾胃也是息息相關。由於腎的經脈連通到舌下，所以中醫認為，唾液的分泌與轉載運輸，都是由腎所主宰。腎精充盛，則唾液分泌正常，若有腎方面的毛病，很容易會有唾液分泌紊亂而出現口水太多、太少或乾燥的症狀出現，這類毛病，可從「腎」來論治。

唾液分泌和排泄，雖然由腎來控制，但一樣要靠腎精的充足與否，才能有效約束和控制。正常情況下，唾液不斷分泌於口腔，使口腔保持濕潤，但又要控制不使其流太多到口外，這完全要依賴腎來調節。

我們常看到小朋友或老年人會流口水，大概可知道他們腎精都不太充裕。不過小兒腎精是處在正要發育狀態，生長趨勢是往上走；但老年人的腎精是處於虛耗狀態，生長趨勢是往下走。因此若要簡單區分口腔問題，究竟是脾或腎所造成，以年紀來區別是最準確的方法。

幼兒的脾胃系統才剛建立，還不需要考慮生殖這方面的問題，所以口水太少或太多，都以脾胃造成居多，且一般以口水太多最為常見，所以民間才會有「收涎」這種新生兒的習俗出現。而唾液太少，則比較常見於老年人，大都是因腎精虛衰所引起，當然這並不是絕對，但口水的多寡，至少離不開脾與腎這兩個臟器的影響。

我們先前說明過，水無法等同於唾液與涎，是因為水不是身體中經過消化吸收後所產生的菁華，所以現代醫學的「乾燥症」，根本不是多喝水能解決的，絕大部分和脾、腎功能好壞有關係。

食物消化要從口中咀嚼開始，口腔中食物經過咀嚼被截斷、截碎，然後再和唾液相混合，如此形成初步的消化；接著再送到胃部，進行進一步的消化吸收，所以吃飯時，有人呼籲要細嚼慢嚥，絕對有其道理在。

這幾年來，慢磨機、果菜機紛紛出籠，號稱可打碎所有食物，方便營養吸收，讓大家以為找到養生的獨門偏方，其實簡單想想，不經過口中咀嚼的食物，無疑把脾、胃、腎等，該要運用到的消化的臟器棄之不顧，其實就是一種退化的思想。大家想想，在醫院裡許多長期臥床的病人，他們食物都是經由鼻胃管等灌食方式來完成，時間一久，牙齒、胃都跟著退化，生命品質又提升到哪了？

中醫有個不錯的養身法，就是用舌抵上顎，等待口水滿口時，再以漱口方式漱洗一番，然後嚥下，往往可以補養腎精，還可以「祛病延年」。此動作一來可滋潤口腔，防止口乾；二來可中和胃酸，漸少胃食道逆流。一個動作至少解除二種常見疾病，何樂而不為呢！

膀胱藏津液主氣化

身體水分經過消化吸收後，最後送到膀胱。小時候健康教育都是教導我們：「膀胱上通於腎，下連尿道，與外界直接相通」。但為何天冷時小便多，汗出少，天熱時汗出多，小便少？簡單來說，中醫認為水分攝入人體內，是經過肺、脾、腎、三焦等臟腑的氣化作用，再濡養全身各個臟腑組織。經過代謝後的水分，往下送到膀胱，再經過剛剛臟腑的氣化，其中一部分水液轉成尿液，由膀胱排出體外，以維持全身水液代謝的平衡。

膀胱有儲尿和排尿的功能，但是這二項功能，卻是需要腎的氣化作用來完成。只要腎的氣化功能不足，身體尿液必然減少，進而產生無尿或少尿，這種病人以腎衰竭、尿毒症最為多見。因為腎臟已壞死，失去腎臟原本的作用，所以膀胱就沒有尿液產生，這也是洗腎病人根本無尿液的主要原因。

膀胱在中醫觀點裡，不只是儲存尿液這項功能而已，要是身體還在沒事多喝水，整個身體體液代謝系統，就會一直在做工，做工是需要耗費能量的，也就是說津液的排出是需要能量不斷付出，所以身體若一直處在耗能狀況，身體器官是很容易故障的。

其實**尿液的產生，並不只是單純身體在代謝廢物而已**。若有人在沙漠或大海裡，喝自己的尿液，有時還能救命，就可知道尿液不純然只是身體代謝的廢物而已。要是尿液只是身體的代謝廢物，為何還可被利用？**自古尿液就被中醫稱為「還原水」，是一樣身體產物，卻也是一樣藥物**，只是大家都把它當成廢物來看待。其實近年有些抗癌藥，還是從尿液中提煉出來的，只是大家不清楚而已！

因此，膀胱是儲藏「津液」的器官，而不是只有尿液，它與腎是互為表裡關係的臟腑，也是身體不可或缺的臟腑，它並不是隨時可摘除的臟器，因為每個臟器的存在，自有它的道理。只知頭痛醫頭，是無法解決身體問題的。

看了以上中醫對五臟六腑的介紹，希望大家對自己的身體，能有多一些的了解。

體質

體質的刻板定義是：「人群中的個體，在環境影響下，其生長、發育和衰老的過程中，形成的結構、機能和代謝上相對穩定的特殊狀態。」這種生硬的解釋，對有心想瞭解自己體質的人來說，依舊是個難題。實際上，不同個體的生理特殊性和心理特殊性，都含蓋在廣義的「體質」裡。

以下我想用一些日常生活中的觀點，以中醫學理來解釋體質對人的重要性。俗話說：「工欲善其事，必先利其器」，瞭解自身體質，是學習自我療癒的首要因素。生活中我們常會聽親友或街坊鄰居說：「阿梅，妳比較冷底……阿宗，你火氣大應該是熱底……」，到底體質是寒是熱，不少人心中都有定見。我常常在診間會遇到一些病人，劈頭就自述「我體質容易上火，醫師你千萬不要給我開太補的藥！」

「體質」這一名詞雖早已深植民心，但錯用、濫用情形不少，甚至有些西醫對病人衛教時，也會帶上你「體質」容易過敏，或是你「體質」容易出血等說詞，本來應該是中醫專屬的「體質」詞彙，早已出現在西醫診療而見怪不怪了。

其實我很樂見中醫術語可以在日常生活中流傳，但更希望民眾能真正認識到底什麼是

「體質」，以及「體質」對自己生活有何影響？如此中醫才更能展現其養身調理與治病的特色。

以下是簡略的體質說明，希望大家都能對自身體質有些清楚而正確的概念。

體質分類

體質分類方式很多，有以寒熱、虛實、燥濕或酸鹼等邏輯來區分。以下要介紹的，是以中醫常用觀點來分，希望能讓讀者有些簡略的概念，免得在體驗自我療法時，產生牛頭不對馬嘴的現象，導致療效打折扣。

中醫觀點裡，把世間萬物分成五大類，所以音樂有五音，蔬菜有五蔬，水果有五果，牲畜有五畜，當然也包括人在內。以五行對應人的身體五臟，中醫經典著作《靈樞‧通天》裡談到一種分類法，是根據人的形態、臟腑、氣血等體質特點，和相應的習性、行為、態度及情感特點等，將人分為「太陽」、「少陽」、「太陰」、「少陰」和「陰陽和平」五類，稱為「五態之人」。這五種人的表現概括如下：

■太陽之人

主觀，衝動，好言大事，任性悖理，傲慢自負，易躁易怒。

此類體質之人，容易罹患腦出血、心律不整等的腦心血管疾病。

■少陽之人

好外交，輕浮易變，機敏隨和，喜動而少靜，做事不易堅持。

此類體質之人，容易罹患頭暈、噁心等症狀的血液疾病。

■少陰之人

冷淡，沉靜，謹慎，穩健，深沉不外露，易嫉妒，做事刻板，不輕舉妄動。

此類體質之人，易罹患腹瀉、便祕等症狀的腸胃疾病。

■太陰之人

外貌謙虛，內懷顧忌，多疑慮，優柔寡斷，孤僻自私，獨居獨行。

此類體質之人，易產生失眠、心悸等精神類疾病。

■陰陽和平之人

和悅安寧，通情達理，處事有方，待人誠懇，能自控情緒，不爭強好勝。

此類體質之人ＥＱ極高，不易罹患嚴重疾病。

在中醫有一句經點話語「正氣存內，邪不可干」，就是指此類體質病人，不易受外在因素干擾而生病。當然上述只是偏於個性心理的一種分法，以下介紹偏於生理上的分法。

根據中醫陰陽五行學說，簡單可區分成六大類：

■正常體質

發育正常，身強力壯，面色紅潤，精神飽滿，大小便、舌苔顏色均正常。

■陽虛體質

平時怕冷，面色蒼白，多喜歡熱飲，大便多溏稀不成形，小便清長，舌苔白、舌質淡、舌體胖嫩，或邊有齒印。容易產生腸胃、泌尿系統的疾病

■陰虛體質

體型多瘦長，面色或顴部偏紅，面部烘熱，手心熱，口燥咽乾，多喜涼飲，大便偏乾或硬，小便色黃且短少，舌苔少或無苔，舌體或見龜裂。容易產生腦心血管疾病

■氣虛體質

喜靜，不喜歡說話，易疲乏無力，氣不足，身體活動就汗出，大便正常或不成形，或有下墜脫肛的感覺，舌苔顏色白、舌質色淡、舌體有齒印。容易產生內分泌系統疾病

■濕熱體質

體型多肥胖，或素肥今瘦，肢體酸重或身重，上腹脹滿，口黏膩或甜味，大便正常，小便不多或微混，舌苔多膩。容易產生代謝疾病。

■血瘀體質

膚色晦滯或見絲縷斑痕，面色黧黑，口唇色暗，眼周暗黑，舌質青紫或暗或有瘀點瘀斑，舌下靜脈怒張。容易產生循環系統的疾病。

上述分法雖然清楚，但還是有點專業性質的味道，其實我個人比較喜歡根據中醫陰陽五行學理，配合食物寒、熱、溫、涼、平五種屬性來分類，如此才能明確知道自己身體體質屬性，進而對症下藥。以下就將人體分寒、熱、溫、涼、平五種體質，簡述如下：

■寒性體質

臉色多蒼白，話不多，說話有氣無力，喜熱飲，口淡，易疲勞，沒精神，易頭暈，自覺記憶力減退，脈搏無力，手腳冰冷，易腹瀉，女子月經量少、色淡，最明顯特質是易怕冷、怕風。

■熱性體質

是溫性體質的更進一步，怕熱、喜冰飲的現象，更甚溫性體質。

■溫性體質

臉色常通紅，多話，嗓門大，容易口乾舌燥，口氣重，容易煩躁，心情浮躁，易怒，便祕，尿少色黃，女子月經量多顏色鮮紅。

■涼性體質

類似寒性體質特點，但比寒性體質較不怕冷及畏風寒。

■平性體質

氣色良好，說話語調速度適中，口嘴不乾，飲水適量，精神佳，注意力集中，四肢溫暖，大小便正常。

通常寒性與涼性體質屬於同一類，溫性與熱性也屬同一類。一般中醫區分人的體質，簡單來說可分成陽虛體質、陰虛體質和中性體質。讀者在評估自我體質時，也可以此進行簡易區分：

■陽虛體質（寒）

身體形狀多為白胖型，多為先天不良（即遺傳）或後天調養不當所造成。特徵多為身體陽氣減弱，器官機能減退，身體熱量不足。常見症狀有臉色淡白，不易口渴，四肢易冰冷，精神不振，懶言，大便容易腹瀉不成形，小便清長或短少等等。

■陰虛體質（熱）

身體形狀多為偏瘦小型，多為先天不良（即遺傳）或後天調養不當、病久不癒等因素造成。特徵多為身體燥熱、器官機能亢近、身體熱量過多。常見症狀有臉色暗淡無光澤，容易口渴、口乾舌燥，喜冷飲，四肢易烘熱，易煩易怒，容易失眠，大便容易便祕，小便短少腥臭等。

■中性體質（不寒不熱）

多為不胖不瘦的標準體型，即是介於陽虛體質與陰虛體質兩者之間，多為先天優良（即遺傳）或後天調養適當才能形成。特徵為氣血旺盛流暢，臟腑功能正常協調，身體抵抗力強。常見特徵有體質不寒不熱，體型胖瘦勻稱，體格強健，髮茂密，臉色有光澤，食慾正常，耐寒耐熱，精力充沛，抵抗力強等。

其實大家可以把體質想像成一個蹺蹺板，在兩邊偏頗的一端，都算是不太正常的陽虛與陰虛體質，而中心點就是中性體質。但是，人不可能單純只屬於陰虛、陽虛體質，或完美的中性體質，大家的體質可能會寒熱夾雜，只是所占比例不同而已。例如，有人陽虛體質症狀可能占了七分，陰虛症狀占了三分，如此我們就可說，此人主要是陽虛體質，因此在治療調理上，會用所占較多的一方症狀，進行主要調理。

以上只是識別自己體質狀況的簡單分類，**每個人的體質不會一成不變，很少有人單純只是一種體質，多數人都是寒熱體質夾雜**。雖然父母給予的先天體質是固定的，有人天生體質不夠好，但卻因後天環境與個人飲食生活習慣配合得宜，而有不錯的體質。所以我個人覺得，後天飲食習慣與生活作息，是改變個人體質的最重要因素。

中藥與飲食

中藥是中醫治療疾病的重要武器之一，自古以來，中醫就有「一針二灸三用藥」這種說詞在流傳，把中醫治療疾病的主要方法都涵蓋在內。這顯示出中醫治病方法多元且有次序，其實治病的方法當然多多益善，多管齊下才能比較面面俱到。

在台灣，中藥除了一般傳統藥材，還自行研發生產一種新的劑型，稱之為「科學中藥」。其方法是把原有中藥材，經濃縮提煉後，再添加一些賦形劑，使其成散狀微顆粒型的類散劑，有別於原有藥材打粉的方式，也是今日健保唯一給付的一種中藥調劑劑型，曾經讓中醫達到「簡、便、廉」的境界，因此才有「科學」之稱。

但是近幾年來，中國大陸的崛起，生活品質逐漸提升，中藥材從原先大量外銷，轉變成內銷為重，台灣中藥價格不斷提高，讓過往中醫藥的「簡、便、廉」定律不再，只剩下「簡單與方便」的科學中藥。除了不再「廉價」，現在這種「科學中藥」，卻成為健保唯一給付的方式，其實也對中藥「療效」打了很大折扣。

中醫過往迄今的治病方式，是採取「望、聞、問、切」的四診合參方式，依據每位病人的不同體質、不同症狀而調配出來個別的處方。因此只要對症，往往藥到病除。

但是，科學中藥的使用，只能相加卻無法刪減，治病只能用「面」或散彈槍的打鳥方式，無法針對「點」的問題，進行有效治療，因此療效難以顯現，造成民眾對中藥的印象，多是作用慢、藥效溫和，只適合調理和養身，至於治療疾病，尤其是急重症，中醫完全不是民眾的第一選項。

雖然中醫界都知道，民眾對中醫的利用率逐漸提高，但健保支出比率與西醫相較，卻是望塵莫及，且逐漸下降，讓我不得不為中醫前途感到憂心。這最大的原因，是政府不重視中藥，且中醫界對自己沒信心，影響最大的，是民眾不了解中藥，甚至誤解中藥。

看看台灣的中醫，再想想中醫界的困境，政府與中醫界的問題，個人認為不太大；倒是民眾對中醫的不了解，甚至誤解，才是影響最深。畢竟中醫藥的起源，就是來自民眾生活所建立的一套醫學理論，放棄讓民眾了解中醫，無疑是放棄中醫自己的根，所以這是我十分懇切地想寫下這本書的最大原因！

其實，打從我接觸中醫以來，已經將近二十個年頭，從走進中醫，到身在中醫，幾乎無時無刻都在思考中醫的未來。但是在臨床期間，幾乎每年都有負面新聞在持續打擊中醫，讓身在基層的中醫師，在治療疾病時，無法全力展開施治，只能進行保守的調理治療。面對這些從來沒有斷過的不利中藥傳聞，其中影響最大的，就是長期吃中藥，會吃到要洗腎，甚至還有中醫師自己長期吃中藥，造成一輩子需要洗腎的聳動新聞，讓許多中醫師，幾乎無法招架與解釋。

吃中藥會導致腎衰竭，據報導是指，含有馬兜鈴酸物質的中藥，如馬兜鈴、青木香、關木通、天仙藤等中藥所造成，從此以後，吃中藥會洗腎這項惡名，就像是孫悟空頭上的緊箍咒，狠狠繫在今日中醫師的頭上，迄今永不得翻身。

雖然台灣衛生單位，已禁止全國中藥商進口這些含馬兜鈴酸的中藥材，也明令中醫師禁止使用這類中藥，但是這起新聞事件直到今日，仍在民眾心中造成深刻影響。臨床診間常見民眾恐慌詢問：「吃這些中藥會不會造成洗腎？」「我長期吃中藥會不會洗腎？」讓中醫師們解釋到疲於奔命，但效果總是「言者諄諄，聽者藐藐」，這些不戰之罪，讓中醫師難以抬起頭來。

台灣的洗腎率排名世界第一，這是全民長期吃中藥所造成的結果嗎？我自己在臨床看診也有一段時間，深信在台灣吃西藥的人，一定比吃中藥的人多很多；長期吃西藥的人，也比長期吃中藥的人還多，但怎麼民眾對吃西藥可能會造洗腎的恐慌，比吃中藥要洗腎的恐慌還少？顯見民眾對中、西醫用藥的迷思，還有許多待釐清的空間。

現在「三高」病人比例日益增多，一旦確診，不管是老是少，看了西醫後，都得花一輩子的時間來吃西藥「控制」三高病情直到終老。大家都知道，西藥是化學合成的藥物，可是幾乎沒有病人敢隨便停止吃藥，總以為吃藥控制是健康的保證，其實這充其量只是一種心理作用。三高患者若按時服藥，理應不會發生中風或其他腦心血管疾病，但臨床還是常看到，罹患中風的病人比率不斷上升，其中原因，已不言可喻。

再看看我們中醫界，大家都像驚弓之鳥，有時覺得身為一個中醫師，要使用的治病藥物，被明令禁止使用，就像是命令在前線作戰的將士卸甲和放下一些武器一樣，難以大展身手。政府當局一看到有研究報導指中藥具有毒性，就減少一些中藥被中醫師運用，難道這些被明令禁止使用的中藥，經過數千年的臨床經驗洗禮，抵不過一份研究報告？難道中醫師專業判斷力，不如官員認定的一紙命令？

雖然政府在憲法明文規定保障中藥，卻僅止於白紙黑字，看不出政府對中藥有何心力投入。因此我十分希望政府對於中醫藥的發展，能有一些活靈活現的規劃，而不只是一些綁手綁腳的制式規定。

看看南韓，二十幾年前的韓醫，常常帶隊來台灣取經，但沒想到才幾年光景，卻換成我們不得不去學習他們的中醫發展，他們在診所可自製中藥品販售，可單獨使用針劑劑型而不違法，還鼓勵研發醫療發明，像是無煙式艾粒研發，更是我們望塵莫及，還有專門的韓醫住院制度，健保和自費都可選擇；反觀我們台灣中醫的醫療政策，都還只是紙上談兵階段，沒辦法發明無煙艾灸，只好增加通風設備，沒有住院制度只好放棄，讓許多想民眾只能無奈空等，或住進西醫醫院。

至於藥物使用限制，政府對西醫和中醫的標準也不盡相同，西藥嗎啡、海洛因，其實都是毒藥，卻只管制但不限制西醫使用，讓他們武器彈藥源源不絕；但是中藥一但被認為有毒性，如含馬兜鈴酸的中藥、含汞的硃砂等藥物，就全部不能使用。讓中醫界往往殺牛只能用雞刀，療效當然遠遠不如西醫。久而久之，民眾當然不相信中醫也能治大病，最後倒楣的還是普羅大眾。

目前中藥還有一個令人詬病的，就是藥材含重金屬的問題。目前如果去檢驗許多食品，舉凡蔬菜、水果，甚至食用稻米，還有一些動物肉品，甚至深海魚類等，重金屬幾乎無法檢驗到零檢出。人體只是大自然界的一小分子，或多或少都有金屬在體內，其影響的結果並不是這麼嚴重，只是不知為何被渲染得如此十惡不赦，一點都不能碰的樣子。

其實有些疾病，需要一些重金屬來治療，才能得到幫助，像是貧血病人，常常需要服食西藥的鐵劑，裡頭就含有比中藥還多的重金屬，甚至西醫專家還有利用砷（含汞）來治療白血病的例子，類似這種例子不勝枚舉，但並沒有任何人提出質疑過。

有一次我也舉出鐵劑的問題，來反問質疑中藥含重金屬的病人，她回答鐵劑不是重金屬，而且它是西藥，當場讓我傻眼。為何中藥含重金屬對身體有危害，西藥卻可以光明正大使用而不受批評，這是沒有道理的。

另外一個常見的問題，是中藥有異於西藥的葷素問題，如果大家曾經接觸過中藥，就清楚有一些中藥，並不全是植物的樹皮、樹根或果實而已，一些動物的臟器、昆蟲都可以在炮製後，入藥治療疾病。像是有名的羚羊角、虎骨、驢皮，還有蚯蚓、蟬蛻、烏稍蛇等，都是出家人眼中的葷藥。如果是因為信仰關係，病人有提及，我都會順其意避開，但是若只是覺得噁心，我認為大可不必如此嫌惡，因為有些疾病，不是可以讓你耐心慢慢治療或等待就可痊癒的。

由於中藥受到許多誤解，所以才希望大家能對中醫有更進一步的認識。**真正的中藥，是要在中醫所謂的陰陽五行理論指導下應用，才能被稱為「中藥」**，否則只能叫做民間藥物或西藥，因為近來西醫從中藥萃取提煉，然後用西醫的理論給藥，這就不是中藥了，像銀杏這一味藥材，被當成西醫治療末梢循環的用藥後，就不再是中藥。這些藥物因為缺乏系統理論支持，仍屬於經驗醫學的用藥範疇。

在台灣，也常看到一些中醫師，可能受到西醫觀念影響太重，所以出現用西醫模式來下處方開藥。病人頭痛時就開頭痛藥，胃痛就開胃藥，只要有什麼疾病就開什麼藥，表面上是用中藥，但事實上只是中藥西用，不能稱作中藥。

以上說了一些語重心長的話，當然最重要的，還是希望大家對中醫有重新的認識，所以以下為各位介紹一些中藥的觀念。

中藥起源

中藥最初的起源，可以追溯至遠古時期，過去為了生存，就用嘗試的方式來尋找食物。當時的人們，常常在飢不擇食的狀況下，出現誤食有毒物質而造成嘔吐、腹瀉症狀，久而久之就依照經驗，知道哪些植物能吃，哪些有毒不可常吃或不能吃，而慢慢歸納出一套用藥的理論依據。其中最有名的，當然是以神農來命名的《神農本草經》這本書。

大家都知道神農氏嚐百草，一日遇七十毒的故事，可見當時的人們，是在長期的生活體驗中，慢慢歸納出哪些植物是香甜可口，是可以天天食用的食物；哪些植物是在身體不舒服時才服用，進而衍生成治病時的藥物。

後來隨著時間推演，人們在發明一些狩獵或捕魚的方式後，也逐漸發現，有些動物不只是肉源，還可以當作藥物來使用。所以遠古祖先，就是這樣用生活體會克服了許多困難，才發現許多食物和藥物可以被使用。因此這些食物與藥物，都被收錄到許多本草書中，大部分內容以顯著的人體實驗療效，而被沿用至今。這比西醫在實驗室裡，用老鼠等動物的實驗後，才讓人們使用，來的更直接有效多了。

中藥在古時候是以《本草》來稱呼，其原因是在所有中藥裡，植物藥占了絕大多數，且應用時間最久，使用也最普遍，當然也容易取得。雖然中藥也包含許多動物藥和礦物藥，但仍以植物藥來稱呼這門學問。

由於**中醫治病的方式，是先有辨證，然後再施治，而中藥也包含在施治這方面裡**。所以治病除了要診斷明確外，還有賴於滿意的治療方法，當然治療方法在中醫裡有很多樣的形式，但在這裡我們還是先以藥物來說明。而這治療方法就是要選定恰當的方藥，否則無疑是功虧一簣。

中醫常說「先議病，後議藥」，就是說明診斷識病與用藥治療，一樣重要不可偏廢。

常常耳聞某某醫師把脈神準，就連前一天吃了幾片西瓜、身體哪裡長了不好的東西，都能描述得一清二楚，但是再細問病況好了嗎？就沒下文了。所以議病再厲害，還是要搭配用藥正確，否則一切仍舊是空談。

中藥生長特性受時空影響

中醫認為，就像人是屬於大自然的一部分，這世界的萬物，也是隨著大自然當下的特性而有不同的屬性；而這些萬物會有不同的特性，是受所在地域的不同，和生長時間的不同，因而產生特殊的偏性。因此聰明的人類，就利用這些藥物的偏性，來治療因生病而產生的不舒服。

若以時間來說，如果藥物旺盛或採集於某個季節，那麼藥物所秉受該季節之氣就特別濃厚，因而具備當季之功。例如秉受夏天火之氣的植物，就具備夏天火熱的特性，所以有燥濕氣的功用。中藥裡的夏枯草採自夏天，也就具備燥濕氣的功效；秋天的菊花和蟬蛻，有感受到秋之氣而能治風；在春天生長的升麻、柴胡，就具備春天升發的特性；經冬不凋的植物，像是黃柏，有受到寒氣而可以有清熱作用。

若以空間地域來說，在當地生長則有當地的特性。像是具有辛辣味的藥物，多生產在西南地區，因為當地金、火二氣最旺；而甘淡味就出現在中土為最多。也因此，有人就根

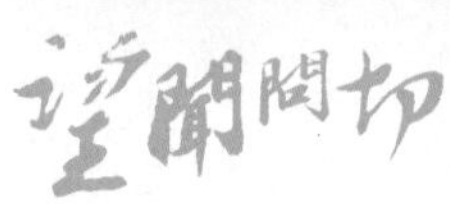

據大自然節氣與動植物生長的特性，盡量選擇在藥物氣味醇厚、藥力最專精時採收，而有司歲備藥之說。

■道地藥材

常常看到電視演古裝戲時，都有道地藥材之說，事實也證明，原產地出產的藥物，會比其他地方所產的藥物更純正、藥性強勁，這也是我們台灣常可看到中藥藥材都是來自中國大陸的原因。

所以**中醫就將一個地方所產的品種、質量、療效較優的藥材，都是以「道地藥材」來稱呼**。在中醫古醫書中《本草衍義》提到：「凡用藥必須擇州上所宜者，則藥力具，用之有據」，指的就是這種道理。所以東北的人參、細辛、五味子，甘肅的當歸，青海的大黃，寧夏的枸杞，內蒙的甘草，四川的黃連、川芎、附子，山西的黨參，河南的生地、懷山，雲南的三七，江蘇的薄荷，山東的阿膠等，都是過往指名認定的道地藥材，自然有他與眾不同之處，其藥效當然也是歷久不衰。

中藥的命名也是一種學問，絕大部分名字都有它的來歷和意義，甚至也有許多故事跟著流傳下來。像是大家熟悉的當歸，背後就是一則動人的愛情故事；還有前陣子流行的清宮劇《後宮甄嬛傳》裡，補血聖品就以山東產的阿膠最負盛名，這其實是以山東東阿縣的阿井水熬黑驢皮而命名。

另外，《後宮甄嬛傳》劇中也提到麝香淪為嬪妃們陷害流產的工具，其實這是以其奇特香味來命名；還有用顏色命名的，像是青皮、青黛、紫草等。把中藥當成故事來看，也有許多事蹟，是直接用發現者來命名，如劉寄奴、徐長卿等。

雖然我們現在的中藥產地，絕大部分是來自中國大陸，但有些中藥也是舶來品，像乳香、沒藥，就是從西域引進的藥物。其實中藥一詞出現在一百多年前的清代中葉後期，因為當時西醫藥開始引入時，為了與西藥區別才有如此稱呼。

中藥以大自然為導師，所以在治病上，都是用某些藥物來矯正暫時因為生病而使身體失去陰陽平衡的現象，並不需要長期用藥才能治病。我個人也深深認為，疾病是需要治療，卻不需要長期控制。因為西藥控制疾病能力太強，中藥絕對不是西藥的對手，但若要治病根治，中藥才是王道。畢竟吃藥只是輔助，它可讓暫時「脫軌」的身體，慢慢恢復上軌道，只要身體能自己在正常軌道運行，何來需要長期吃藥控制疾病！

我最近遇到一位女病人，年紀約二十六歲左右，卻是由媽媽帶來。問診時，她眼神飄忽，總是在尋找東西，我問的問題都是媽媽在回答，一看就知道這位病人長期在吃西醫精神科的藥。

這位女患者的母親說，她目前靠吃西藥控制睡眠，這次來是要調整身體。言談間，媽媽認為西藥萬萬不能停，因為西藥可控制她的心情與睡眠，會看中醫、吃中藥，只是要調整身體就好。我耐心解釋用藥物控制疾病的危險性，但她並不太認同我這種論調，認為我只需把他女兒瘦弱的身體調好就可以，我只好暫停我想訴說的觀念，免得落得話不投機半句多的下場。所以只能在此呼籲朋友們，可以認同中醫與中藥，絕對是自身健康的最佳保障。

中醫與中藥，總喜歡採用大自然萬物的生息，用取類比象、同氣相求的方式，來看待侵擾身體的毛病；當然也會**利用萬物的生長特性，來治療身體的問題**。所以中醫認為大地的東方生風，風又能生木，木能生酸，酸又能生肝，肝又主筋；而南方熱，熱容易生火，火是苦，苦屬心；又中央容易生濕，濕屬土，土屬甘，甘屬脾能生肉；西方多乾燥，燥能生金，金屬辛，辛主肺管皮毛；北方寒冷，屬水，水生鹹，鹹生腎，腎生腎髓等，藥物生長地區也多包含這類特點，再配合中醫所提及的五行觀點，從過往經驗中對藥物的侷限認識，將自然界和人體的各種生理、病理機能，巧妙納入陰陽五行這一宏大而又嚴謹的邏輯系統之中。

此外中醫還有「**象形藥食**」之說，**第一種就是把藥物的生長形體，與人體有相類似的部位相對應，就可用來治療人體相應的毛病**。就像人參，因為形體像人一樣有頭有四肢，甚至有的還有男女之別，所以可以大補人的元氣；還有桑枝、桂枝可以治療人體手臂酸痛的毛病；用植物的「節」來治療關節疾病，如：牛膝、松節，可以治療膝蓋酸痛等毛病；當然還有以皮治皮的想法，所以用五加皮、桑白皮、茯苓皮等藥物皮，可用來治療皮膚腫脹的問題。

第二種是藥形色與臟腑相關連。像是核桃仁形狀像大腦腦回，所以有補腦的效果；沙苑子像腎的樣子，所以可以補腎；紅色圓形的酸棗仁、龍眼肉，可以用來寧心安神。白色蒂辦的貝母、百合，可治療肺部造成的疾病；紫色的厚朴，可以入脾幫助消脹氣；黃色的陳皮可以入胃，幫助胃的消化；青色的青皮、澤蘭可以走肝經，所以舒肝理氣效果不錯；黑色的黑豆、女貞子入腎，可以幫助腎的代謝。

第三種是臟器療法，以形補形或以臟補臟。一般吃豬肝可以補肝，吃羊肝可以治夜盲症；產後的腰痛、腰酸可吃豬腰；當然陽萎等性功能障礙，吃海狗腎有它的療效在。記得小時候，阿嬤還曾特地去買豬腦來幫我開智慧，也是這類道理。

但最近這幾年下來，這些觀點逐漸式微，因為聽說吃豬肝都是吃豬的毒素，聽說吃豬腦會造成膽固醇過高，聽說吃內臟會增加腦心血管疾病升高的風險，所以太多的「聽說」，讓這些食物的好處逐漸被埋沒，其實真正吃這些內臟而造成高膽固醇的能有多少？都是人嚇人在作祟。以上所說的都是「象形藥食」的說明。

中藥還有一種「**象義藥食**」，就是以藥材特性來區分功能。像生長在水中的藥食，性質都偏寒，因此有清熱退火的作用，例如一些海鮮或昆布、海藻、蓮藕等；而礦石性質大都偏熱性，有去寒不怕冷的功效；因此在魏晉南北朝時代，流行服用礦石煉丹；紅色藥材如辣椒，則具有偏熱性溫補的效果；而綠色藥材大都偏寒性，有清熱效果；還有利用蟬善鳴的特性來治療失音的問題，利用穿山甲擅打洞的特性，來治療閉塞不通的毛病，如閉經、乳汁不通等，都是這類「象義藥食」的應用說明。

中醫不同西醫，思維理念的出發點畢竟不相同，中醫把中藥當成人來看待，所以不同的中藥有不同的性味和功能，就像每個人的個性和體質一樣也不盡相同，但是可以歸納出一點相關性來。

通常中藥以性味來區分，簡單有四氣與五味。其中四氣，指的是寒、熱、溫、涼四種性質；而五味指的是辛、甘、酸、苦、鹹五種味道。當然藥物的性質和味道，不是只有簡單這幾種，就像每個人的個性與體質，也絕不可能相同一樣，但是中醫利用五行歸納的觀點，把一些複雜問題簡單化，讓大家的體質有一定的共通點可追尋，如此才可依不同體質，選用不同藥性的中藥治病。

中醫治療疾病的目的在於祛除病邪、消除病因、糾正陰陽偏盛偏衰的病理現象，協調和恢復相關臟腑的生理功能。而中藥就是利用藥物性能寒、熱、溫、涼特點的某種偏性，來糾正病症產生的陰陽偏盛或偏衰。

如某人在風雨中受涼而生病，手腳出現冰冷、臉色發白，就是有寒的症狀。若回家後，馬上喝一碗薑湯，不久就出汗，由此可知道生薑是一種溫熱性藥物，可用來治療寒性病症；相反地，如果發熱、口渴、煩躁喜冷飲，就是熱症，吃了知母、石膏中藥後發現症狀減輕，就知道服用的藥物是寒性。此外也運用藥材五味辛、苦、甘、酸、鹹等易經學理的方法論，從藥物作用於人體某部位的特殊功能，以及產生的療效，慢慢歸納出來。

一般中藥裡，辛味，具有發散、行氣、生津液的作用，多用於治療感冒、風濕酸痛等疾病；甘味，具有滋養、和中、緩急等作用，多用於治療體質虛弱、手術後、產後等疾病的調養；酸味，具有收斂、固澀、生津等作用，多用於小便失禁、遺精、遺尿、喘咳不止的症狀；苦味，具有瀉火、燥濕、涌泄、下降等作用，多用於清熱降火氣，治療青春痘、濕疹的毛病；鹹味，具有軟堅、散結、下洩的作用，多用於肌瘤、節結、便祕等症狀。

就像中藥裡的麻黃有發汗功能，木香有行氣效果，紅花能活血等，都是藥味中具有辛味特性，可達到發散、行氣、活血、潤養的功效。當然這類例子不勝枚舉，我要強調的是，**中醫是一種符合自然的醫療方式，中藥也是一種符合人性的藥物**，只要懂得其間的奧妙，用來自然得心應手，就算是毒藥也可以救人。但是如把中藥當成毒藥來看，雖然可以救命，但總是像擦身而過的過客。

有時候覺得中藥來自人性，因為古時候祖先們與大自然相搏鬥，經過努力才得到珍貴經驗，有它留傳久遠的道理在。因為藥物的作用與性味相關，所以性味相同的，功效自然相近；性味不同的，藥效當然迥異。因此只要掌握中藥的藥性，就可以依「療寒以熱藥，療熱以寒藥」、「熱者寒之，寒者熱之」的治療原則，來治療有寒熱偏勝的病症。

另外，**掌握了藥味，就可以依照「酸、苦、甘、辛、鹹入胃，各歸所喜攻」、「五臟所欲」、「五臟所苦」等原則，來糾正臟腑偏頗的地方**。反觀西醫藥，感覺很霸道地要你乖乖屈就，直到疾病反撲力量來的又猛又快，總是讓人措手不及。例如西藥的止痛藥，它不管你個人是什麼體質，反正身體有疼痛，就是吃到感覺不痛為止。所以不管老少婦孺，只有劑量上的不同，其實很多產生疼痛的因素還在，吃了止痛藥只是騙騙身體，讓你覺得病痛好了而已。

中藥除了性味之外，似乎還有所不足，因此在中藥的功能上也產生了歸經（作用部位）與升、降、浮、沉（藥物作用趨向）兩種理論。簡單來說，**歸經就是某些藥物對某些病症或臟腑，有特別的選擇作用**。雖然寒性藥物都能清熱，但有的藥物偏於清肺熱，有的就偏於清肝熱；有的都是溫熱藥，但溫脾藥就不一定溫腎，所以認識歸經這理論，就可以在使用藥物時，有目的地「放矢」，感覺就像藥物長了眼睛一樣，當然治療病症效果迅速。

另一種升**降浮沈理論**，更使中藥藥物的使用趨於全面和完善。因為有些疾病的症狀有向上（如嘔吐、咳嗽）、向下（如腹瀉、子宮下垂等）、向外（如發燒、流汗）、向內（如腹痛、胃痛）的不同趨向，這時候不能只在乎病證是寒或熱，也要選擇與病勢相反作用的藥物來配合治療，如此治療效果才能全面。

■中藥毒性與品性

中醫臨床使用的藥物，在古代一直簡稱為「藥」，或甚至叫做「毒藥」，當然這裡的「毒」，是指藥物對機體偏勝的性質，和對人體耐受量的大小而言。還好古代不是現在，因為定義不同，要是現在中藥都叫做毒藥的話，還有誰敢去碰。

記得幾年前，有一位醫師把許多中藥拿來研究，發現絕大部分經常使用的中藥都有毒性，短時間嚇壞了所有人，直到中藥商、中醫師公會抗議後，這件事才慢慢落幕。真正接觸過中藥的人都清楚「**是藥三分毒**」的道理，還有《素問．五常政大論》說：「大毒治病，十去其六，常毒治病，十去其七，小毒治病，十去其八，無毒治病，十去其九。穀肉果菜，食養盡之……」，就很清楚說出中藥是用一些毒藥在治病的道理。

中醫認為，人會生病，是體內陰陽產生了過多或過少的偏差現象，為了要治病，就必須依賴藥物的偏性，來矯正身體陰陽的偏差現象，而這種偏勝之性，都可統稱為「毒」。可惜的是，有人以為自己的研究是大發現，怎知幾千年前的醫家就說得一清二楚，而大家也不明就裡跟著恐慌，讓中藥變成是狠毒的藥物一樣。

由此可見，藥物會中毒的最大關鍵，是在劑量與用法。《神農本草經》醫書裡，把中藥分成上、中、下三品。一般說來，上品藥無毒，多為補益藥；中品藥有的無毒，有的小毒，多用在內服治療臟腑疾病為多；下品藥都是有毒或大毒，多做外用藥，較少內服。

但真正使用在人體，可不是說上品無論怎樣吃，都不會有事，就算人 是在上品中的藥，吃的太多太久也會中毒，這是因為使用劑量上的關係，所造成對人體的傷害才稱作毒性，像水本身也是無毒，但是喝太多也會造成水中毒的道理是一樣的。

有些中藥雖然有記載毒性強，但這是給醫師在用藥處方時，一個提醒考量的依據。用之得當，依舊有起死回生的效果，若因此把中藥當成蛇蠍一般，豈不是因噎廢食的？

中藥採集與保存

前面提到，中藥大多來自大自然，以植物居多，因此藥物的生長離不開特定的地理環境，時間上的寒冬夏暑、早晚長短；地域上的東南西北，都直接或間接對藥物產生影響。

因此根據氣候特點採集的藥物，因得到充足的天地之氣，所以那時藥物的氣味淳厚、藥力專精，否則藥物氣散而不專。

又因為藥本身的氣味厚薄不一樣，治病的療效也就有差異。所以儘管藥名相同，治療相同病症的時間會有所差異。我自己在臨床上，看過有些病人，希望疾病趕快痊癒，但又不太希望花太多錢，藥用健保的就好，療效慢又怪中醫太慢，其實藥效真的是一分錢一分貨，中藥大多不是化學合成的藥物，來源與採集又有它的侷限性，因此想要身體好，還是要選道地藥材比較實在。

金元醫家李東垣曾說：「凡藥之昆蟲草木，產之有地，根葉花實，採之有時，失其地則性味少異，失其時則氣味不全」，正說明了藥物的功效，可因各地的氣候、地質、環境、日照等因素不同而有異；不同的入藥部分，如植物的根、莖、花、子、實和某些動物藥等等，也無不與此相關。

■中藥炮製

因為採集中藥的時間會影響藥性，所以採集後保存，顯得很重要。藥材若保存不當，會造成藥材的損耗，也會間接影響藥物的性能和療效。所以中藥有一種很特殊的保存藥材方式，就是對不同中藥有不同的炮製法，其目的都是要保存藥效與發揮藥材的最大效應，而產生中藥獨特的保存方式。

一般將生藥經過一定的加工處理，就叫做炮製。而炮製的方法有煨、煅、炮、炒、炙、烘、焙等火製的方法；當然也有洗、漂、泡、漬、水飛等水製方法；此外還有用蒸、煮、淬等水火合製的方式等等，最終目的除了保存藥性之外，還是要讓藥材達到一定的純度標準，並降低藥物的毒副作用。

以上說的，都是中藥保存與發揮藥性的專業知識，只可惜知道這些東西的人逐漸式微，政府也不是很重視，只知道禁止，當知道哪味中藥有毒性，也不管它經過炮製後會有多大的治療療效，就是一律封殺。像是「硃砂」就已經被誅殺，它裡面的砷物質，已經被西醫拿來治療癌症，但中醫就永遠喪失使用這味武器藥的權力了。

方劑組織法則

中醫把中藥當成一個國家來看，把疾病當成敵人來考量，每一味藥都有它的主要功能，所以用「君、臣、佐、使」四種角色，來共組成一個對付疾病這頑強敵人的團隊，這與西醫藥的一種藥物一種功用方式不同。中藥是藥，若只是把中藥當成西藥來使用，沒有辨證論治下的理論作基礎，永遠成不了治病的方劑。

中醫方劑是方藥的調和，把原有各自特性的藥物，配合組織成一個強而有力部隊，其目的就是要讓藥材適合自己體質，發揮最大效用。也許有人狂妄不羈，也許才高八斗，但總要有人掌控與駕馭，而這人就是面對疾病的醫師。若面對疾病只是搬方套用，也許偶爾會命中目標，但不是根據病人體質特色，也不熟悉用藥性能，往往只會把病人推向試藥邊緣，福禍難測。

一般說來，「君藥」是指一個處方中，針對主要疾病症狀能發揮主要作用的藥物；「臣藥」則是輔助、加強主藥功效的藥物；「佐藥」是協助主藥，解除某些次要症狀或是監制主藥、消除或防止副作用產生的藥物；「使藥」為方劑中的次要藥物，或是方中的引經藥物。

一個方中的藥物各司其職，有的互相幫忙，有的互相牽制，如此一來可以讓組方配藥達到一定的療效，另一方面還可以消除或制止一切不利於疾病治療的副作用。因此倘若沒有中醫組成方劑的這一法則，就會形成「有藥無方」，或是就像西藥一樣成了「中藥西用」的局面。

西藥對壓制疾病或控制病情有一定明顯的療效，所以短時間內似乎都能被控制下來，每一種西藥都有其明確的自主性，但沒有中藥君、臣、佐、使這種組織概念，一種疾病就是一種藥，每種藥都是君藥，大家都想當頭，很容易在人體內橫行霸道，讓人飽受苦痛。

大家看看長期使用西藥類固醇的後果，對人體後遺症是多年難以挽回的現象；也可看看許多西醫開了止痛藥，吃多吃久容易造成胃痛，所以以往都會開胃藥來減少胃痛的現象，因此為了治療一種毛病，往往演變成另一種疾病。所以看西醫常會拿一大堆藥，反正只要有其他問題，再加藥就是。這種無限上綱的加藥方式，身體早晚會抗議。

方劑的劑型種類

其實劑型到現在，也演變成許多種形式，像西醫一樣的點滴與針劑，在中國和南韓也行之有年，只是台灣礙於法令，讓中醫一直停留在過往。中醫治病開藥處方，都是量身訂作的方式，也符合人性化，只是法規限制太多，讓中醫師在治病時只能依規定處理。本來救人是治病的方式，卻處處受到掣肘，就連給藥的劑型也受限制，中醫進步當然緩慢，這是我們大多數中醫師的心聲，希望政府當局能多多重視。

中藥方劑的劑型有：

湯劑　是指把許多藥放入水中煎煮，萃取藥汁，屬於中藥常見的方式。因為易吸收、所以效果迅速，缺點是有的藥苦，味道不佳難以下嚥，煎煮需要花點時間。所以有「湯者蕩也」之說。

丸劑　先將藥物研成粉末，再用蜜或水做成丸。優點是溶解吸收慢，但藥效持久，適合久服。所以有「丸者緩也」之說。

散劑　也是將藥研磨成粉狀，配開水調服，好處是方便吸收快，現在健保給付也都是以此方式給藥，而且是唯一的一種方式。

膏劑　將藥物煎熬成穠稠狀，適合長期滋補用。

酒劑　將藥物放入酒中萃取，有活血作用，適合筋骨風濕酸痛的疾病。

露劑 將中藥配方加水蒸餾，取蒸餾所得的藥液飲用，適合兒科輕症，或作為夏令飲料服用。

錠劑 把藥物研磨成極細粉末，然後加入賦形劑，壓製成片狀製劑，方便服用。

■ 用藥禁忌

中醫認為，天地萬物的生存，人是不能替代的；春夏秋冬的變化規律，更是不可違反。所以生為一個醫者，雖然不可能改變四季，但可以教導民眾怎樣去順應自然。因此，在用藥治療疾病時，也相應採取這些觀點。

如果在用熱性藥時，就應該避開炎熱氣候，以免火上加油，產生更嚴重的熱性炎症；用寒性藥時，應避開寒冷氣候，以免雪上加霜，產生寒證更嚴重。所以要**治療違反四時冷熱而產生的疾病時，必須順應四時氣候的寒熱溫涼，用相對的藥物來進行治療**。

由於「是藥三分毒」，雖然藥物與病況吻合，但我們都要求「**中病即止**」。像是溫熱藥物，雖可治療寒證，但用多用久，容易造成身體津液不足；一些驅逐病邪的藥物，用久了也會傷害腸胃而導致腹瀉。我常在診間看到一些民眾，拿了網路或民間流傳的偏方來諮詢，詢問能否照處方來服用，其實這些偏方的真正療效是令人存疑的，也不符合中醫因人施治的精神，我總是勸他們，不要把自己當白老鼠，以免造成身體上的不良反應。

例如治療產後缺乳問題，我在臨床診療經驗中，都會用含「人參」的處方來治療。但是有一次，我遇到一名首次生產的產婦，因為毫無生產經驗，剛開始她自覺奶水還夠小嬰兒吃，結果才產後一週，洗頭、洗澡樣樣來，總認為奶水不足時，反正有配方奶可餵，結果產後常覺頭暈、盜汗、燥熱和疲累；雖然住月子中心，但常把空調開成低溫，結果冷氣吹到臉色慘白，嘴唇幾乎無血色，可斷定為氣血不足，奶水自然越來越少。當我要幫她處方開藥時，她不斷強調：「千萬不要給我開人參，聽說人參會讓奶水變更少」，讓我聽了直搖頭，其實人參在中藥是百草之王，李時珍的《本草綱目》一書提到，「人參治男、婦一切虛症，發熱自汗，眩暈頭痛……血崩，胎前產後諸病。」可見只要是氣血不足，造成身體出現如產後頭暈、奶水不足等氣血虛的問題，使用人參，都是對症治療的方法。可惜以訛傳訛的「聽說」害慘了人參，把這麼好的藥材當成蛇蠍一般，避之唯恐不及，也讓一般產後因氣血不足而缺乳的產婦，喪失解決此項困擾的大好機會。

記得小時候上地理課，聽過東北三寶是「人參、貂皮、烏拉草」，可見人參是多麼珍貴有效的藥物；而且在中醫醫治當中，若有心悸、氣短、口渴、多汗的現象，常使用的方劑生脈飲，就是以內含人參為主的有效治療藥物，甚至休克暈倒的患者，單獨使用人參救急，也常有起死回生的效果。這些都是自古迄今，用之多年的臨床案例證明。

現代醫學研究也證實，人參含人參皂苷、人參多醣及各種維生素，既有興奮功能，也有抑制效果。且小劑量人參可提升血壓，大劑量更可降血壓，其他如抗疲勞、抗癌、抗過敏、強心壯陽等作用，更是經過證實的，只是現代人曲解人參的作用，讓人參背負許多罪名。

產後奶水不足，主要是屬氣血不足所造成的，就像是水庫缺水，根本無法洩洪，而人參在中醫的藥理中，是大補氣血的藥，因此許多中醫師多半會據此情況，在處方用藥裡，讓人參扮演增加氣血的角色。

例如大家耳熟能詳的八珍湯、十全大補湯等等，都有人參在藥方裡參與作用。當人體獲得如人參這類的補氣藥物幫忙，體力恢復就會很迅速，對產後身體修補與奶水生成，效果都很明顯。

當然產後缺乳原因有很多，並不是只有氣血虛這一種原因，有些產婦認為產後進補已經夠多，因此部分作息與產前一樣，照樣天天洗澡與洗頭，整日在空調環境下，吃一些生冷水果而毫無忌諱，其實這都會影響奶水生成。

由此可見，產後缺乳有許多原因，但絕對沒有因為吃了含人參的補品，而讓奶水立即停止的作用。但是我相信，也有一些人會用食用人參來斷奶，其實真正要斷奶，只要減少寶寶吸吮的刺激，奶量就會逐漸減少，達到斷奶。所以人參是無辜的，中藥更是無罪，不要把網路謠言當聖旨，害了寶寶健康的成長機會。

在中藥材的使用上，除了人參常被民眾誤解；不少人對食用「生化湯」，也有一些錯誤觀念。由於中醫產科在今日已經逐漸式微，不過產後要喝生化湯，似乎已是婆婆媽媽們之間，口耳相傳不變的潛規則。

但近年來，產後喝生化湯似乎已不再是必要的規矩，尤其是剖婦產的媽媽們，在西醫開立子宮收縮劑後，生化湯已經漸漸被淡忘或禁止使用。這味名方，被打入冷宮後，讓我這位臨床中醫，不得不為它說說幾句話。

生化湯出自《傅青主女科》這本書，在中醫界裡，大家都知道傅青主是明末清初頗負盛名的大醫家，他編列出的生化湯，只是單單以當歸、川芎、桃仁、黑薑、炙甘草等五味中藥所組成，卻幾乎可以讓產後婦人，在幾百年的歲月中，得到不少的呵護與調養。

只是時過境遷，生化湯如同四物湯一樣，被認為如蛇蠍般，大家避之唯恐不及，一些傳聞耳語，紛紛出現。例如，「聽說誰誰產後喝了之後大出血，送醫後才止血」，「聽說剖腹醫師已經清理得很乾淨，不必再喝生化湯」，「聽說已開立子宮收縮劑，再吃生化湯只是多此一舉，因為藥性重疊……」，我在臨床也不得不跟著接受「聽說」，然後無奈妥協。

生化湯，顧名思義，含有「(生)生不息，(化)解瘀血」的涵義在內，絕不是手術或子宮收縮劑所能取代的。因為手術只是一段時間的清理，雖然當下惡露已清乾淨，但惡露在手術後再產生的機會很大，畢竟惡露就像月經一般，產生、排出，是循環不息的，絕不可能一次就清除乾淨。

再者，子宮收縮劑只是針對子宮促進收縮，絕對沒有生化湯「化解瘀血」、「促進生息」這般雙重作用。只是產婦媽媽在口耳相傳之下，漸漸捨棄中醫的此味名方，讓它變成只是跑龍套的小角色。

生產後的媽媽，每位都像是經歷一場大戰，氣血與體力都不如以往，若只是以簡單的膳食來進行產後調理，無疑會錯失產後改變體質、恢復身材與體力的好機會。生化湯的作用，簡單來說是促進產後身體氣血恢復的有效處方，其中的當歸，是常見的補血藥材，炙甘草是補氣藥材，黑薑是暖胃溫中的藥材，再加上川芎、桃仁促進血液循環，已把產後氣虛血瘀的症狀，全部考慮到位，就像把一條淤滯十個月的水溝，除了疏通淤滯外，最後還注入一股新水，讓水溝煥然一新又通暢。

當然，生化湯也不是無所不能，還是需要臨床中醫師來判斷是否適合服用，否則隨便亂用吃出問題，生化湯又要背上造成產後血崩的罵名了。所以服用中藥時，一定要詢問中醫師，千萬不要自作主張，或只認同西醫說法，畢竟中醫對中藥的掌握度，一定比西醫更熟悉，千萬可不要找錯諮詢對象啊！

■煎煮法

說到這裡，相信大家對中醫藥都有一點正確的概念，但是要把中藥送到病人口中，傳統的煎藥方法，也需要在此做點說明，因為中藥煎煮的最大目的，是要將有效成分溶解到湯液之中，以便達到湯藥入口，去除疾病的作用。

以往中藥煎煮時，會擔心水質影響藥性，但是近年來，煎煮原則以乾淨的自來水為首要選項；另外煎煮藥的鍋具，最好以砂鍋為宜，銅鐵鋁鍋比較不建議使用；而在煮藥之前，應先將藥物浸泡十五分鐘，如此才有利於藥材成分釋出。點火時，起先用大火，水滾開後再開小火慢慢熬煮，通常一帖中藥煎煮兩次，一天早晚各溫服一次，為常見的原則。

此外服藥的時間與膳食之間的關係很大，因為它不僅會影響藥物的吸收速率，且能改變它的作用。**一般而言，補養藥、健胃藥大都在飯前服用；瀉下藥、殺蟲藥適合在空腹服用，安神藥最好是睡前服用，其他的藥劑都可在飯後服用。**

這幾年來，中醫藥觀念慢慢被接受，但服用西醫藥早已如火如荼地深入民心，所以同時服用中藥與西藥的人也不少。但絕大部分的人，還是以西藥為主要依歸，只要吃了中藥後，身體稍稍出現狀況，就先懷疑是中藥所造成的現象，然後擅自主張先停中藥，也因如此，中藥迄今還是被當成配角，很難成為氣候。

也有不少患者，因為長期吃西藥來控制病情，長時間下來，原先疾病還沒看好，多半又產生新的疾病，因此想改以中醫來調治。雖然這類患者，對長期服用西藥產生身體的不舒服，已經產生疑慮，但對中藥多半還是抱持懷疑的態度，每每在診間詢問醫師，「千萬不能在中藥裡加上西藥」、「你們中藥會不會含有類固醇」等等試探性的話語出現！

「要是會加西藥，就是自己對中藥沒信心，如果要吃西藥，我會建議看西醫就好，更何況中藥加西藥，在台灣的法令是不允許的！我沒必要拿被吊銷執業執照作賭注！」我的回答雖然斬釘截鐵，但能有多少信服力我也是存疑，畢竟大家長期接受媒體對中醫藥負面新聞的洗禮，會有這些疑問，我並不感到意外。更何況中國大陸，中西藥合用已行之有年，也不見得有太多問題，只是我個人還是抱持要中醫治療就選擇中藥，堅持吃西藥就吃西藥，不要讓自己陷入為難，而進退失據。

由於資訊發達，人人手機多可以直接上網，又因衛生當局要醫師所開出的處方藥物，一定要公開給病人，所以我們開的處方，民眾都可直接上網查詢。雖然表面上大家都有「知」的權利，但有部分與醫師比較不熟的病患，上網查了醫師處方後，發現醫師開的處方居然有含毒性的藥物，之後便不敢來看診；但有與醫師私交較好的患者，會來反問醫師，為何要開有毒的藥？還有病人直接檢舉到衛生單位，要中醫師說明原因。最後演變下來，造成不少中醫師開藥時都很保守，無法放手去治療許多疑難雜症，受害的還是普羅大眾。

有的人會反問，西醫藥處方也公布，為何中藥不行？面對此類問題，也常讓我不知該如何回答起。大家都知道，西醫與中醫的思維理論不同，再加上民眾對西醫與中醫的信任感也大相逕庭，甚至法規對中西醫也有不同標準，出發點不在同一起跑點上，怎會要求標準要設在同一立場？

也許有人認為我在詭辯，但我還是想問，西醫開的處方，一般患者會動不動就放棄不吃嗎？雖然它上面已經陳述可能會產生的副作用，大家心裡多還是為了想保命而服用；但是中醫呢？對許多患者來說，仍是可有可無的選項。因此還是老話一句，請多用一點心，來認識中醫吧。

按摩、刮痧、灸療

每日面對病痛最多的人，是第一線的門診醫師，他們也是面對最多細菌病毒的高危險群，除非他們養生有道，否則很難面對這些病毒大軍。相信大家印象最深的，是SARS發生那一年，一個個年輕醫師慘遭病魔蹂躪，這應該不全是藥石罔效，而可能是自身免疫力不夠，因為平日忙碌和不規則的生活作息，而缺少了自己的保健方法！

有時很難用現代醫學思維去理解，推拿按摩也能當成一種治療疾病的方式？尤其在現今忙碌的生活中，大家只會想到靠按摩暫時解除一身疲勞，因此坊間許多理療按摩、腳底按摩等如雨後春筍般成立；就連先前中醫診所，也都少不了這種所謂「推拿按摩部門」的服務，把推拿視為一種緩解酸痛、放鬆筋骨的方法。

後來因為被政府單位認為沒有療效，推拿按摩被完全排出於中醫診所之外。其實嚴格來說，**推拿屬於治療的範疇，手法是推拿治療的手段**。若把推拿按摩視為緩解酸痛，就真是把它看扁了。可惜的是，按摩被大眾當成這種模式看待，長此以往並非大眾之福啊。

其實把按摩當作一種治療疾病的方法，自古即有之，也非中國所獨創，手法方式可因派別而有所不同，但**最終目的，不外乎疏通經絡、調和氣血、平衡陰陽、調理臟腑、扶正**

祛邪等。若是用在預防感冒上，其原理是推拿可刺激人體較虛弱的腧穴，因而發揮強健體魄，防止外邪入侵的作用。

當然任何疾病在尚未發病之前就被阻斷，效果應該比染病後再治療，其所花費的精力還要省事，這除了是「預防重於治療」的最佳詮釋，更是中醫所謂「上工治未病」的另一種說明。因此自己在每日繁忙的工作中，深信天天進行自我按摩保健，絕對比服藥治病更有效，又可縮短病程，甚至免除病痛上身。所以我自己常用以下「自我保健按摩八法」作為每日必備的功課項目，也推薦給讀者使用。

自我保健按摩八法

一般自我保健按摩的手法簡單易行，主要有按，摩，擦，拍，搓，熨等方式。有時不必動手，如牙齒可以上下相叩，口唇可以舌撩之。「自我保健按摩八法」的操作，順序一般是先頭面、再來軀幹、上肢、下肢，取其通絡順氣之意。

一、梳頭法

方法

①用十指指端，從前髮際沿著頭皮梳向頭後枕部。（指甲不宜過長，以防抓傷頭皮。）

②可用圓鈍梳子代替手梳之，用力不可過重。次數不限，多多益善。

功用
①防治頭痛、感冒。
②烏髮固髮。
③清熱明目。
④安神助眠。

二、敲頂法

方法
①十指微屈，雙手指端從後枕部，沿頭頂兩側，逐漸叩向前髮際。
②由後向前重復若干遍。

功用
①預防感冒。
②防治禿髮和頭髮早白。

三、擦額法

方法
①先擦熱兩手，用掌心和掌根，從印堂部向上直推至前髮際，雙手交替行之。
②額部的手法操作，除了向上直推外，還可以旋轉摩之。

功用
①抗皺美顏、寧心安神。
②防治失眠、頭痛。

四、搓鼻法

方法
①中指擦法：以兩手中指指腹，於鼻梁兩側上下摩擦，以熱為度。
②拇指擦法：拇指指間關節骨突部位，上下摩擦鼻梁兩側。

功用
①潤肺通竅。
②可用以防治感冒鼻塞，不聞香臭。

五、熨眼法

方法
①閉目。
②小魚際熨法：用兩掌小魚際部互搓至極熱，即捂於眼區熨之。
③稍涼後再搓再熨三遍。

功用
①溫通氣血。
②祛風明目，消除眼睛疲勞。

六、摩面法

方法
①兩掌相搓令熱，隨即以兩掌同時摩左右面部。
②指掌應隨面部的凹凸形狀而進行適當調整，將整個面部摩拭周到。
③一般多取上下擦法，先以中指貼著鼻翼兩旁，沿鼻梁兩側引導兩掌向上直擦，至額部後兩掌左右分開，然後沿耳前輕輕向下擦回。
④用力宜輕不宜重，摩擦至面部發熱即可。

功用
①美容養顏。
②健脾益胃。
③祛風防感冒。
④清心安神。

七、乾洗法

方法
①脫掉衣服。
②搓熱兩手，後撫摩頭面、胸腹、腰臀、四肢，以熱為度。

功用

①祛風散寒。

②活血潤膚。

八、鳴天鼓法

方法

①兩掌掩兩耳，食指抵按中指之上。

②以食指向下、中指向上的爆發力，彈擊枕部「腦戶」穴。

③兩手同時彈擊二十四下，或左右交替彈擊四十八下。

④彈擊宜有力，最好使耳中聲聞如鼓。

功用

①聽耳明目。

②醒腦安神。

③防治頭風、頭痛、眩暈、失眠、健忘。

■刮痧療法

刮痧，是一種從針灸、推拿、拔罐、放血等療法變化而來的一種民間療法，最常被運用於因為風、暑、濕、熱等淫邪（細菌、病毒）侵襲人體，而造成的頭昏腦脹、胸悶、全身酸脹、倦怠無力與四肢麻木等的感冒症狀，因此也常被運用在感冒初期，作為緩和病情的自然療法之一。

一般刮痧工具，常見的有刮痧板（例如水牛角、羊角）、光滑的湯匙、硬幣、瓷酒杯、棉線、棉花等，能在人體表面的特定部位進行刮拭，造成皮膚出現紅斑、紫斑、黑斑，甚至出現紫黑皰，以防治或治療疾病的一種方法。

現代的刮痧方法，常用水牛角製的刮痧板，在人體特定部位的皮膚進行刮拭的一種良性刺激，以出現紫黑色瘀血點。此療法可達到調整人體陰陽、疏通經絡，活血化瘀等作用，是融合保健與治療為一體的自然療法，功效有：

①增加局部皮膚血液流量，也可以促進局部深層肌肉組織血管平滑收縮運動，促進循環增加。

②疏通經絡，使緊張或痙攣的肌肉，透過刮痧板得以舒展，以達到解除緊張痙攣，消除疼痛效果。

③調節生物信息，調整功能活動，進而得到防治疾病、保健養生的效果。

④刮痧可使局部組織血液循環加快，新陳代謝旺盛，可以直接刺激免疫功能，使之得到調整。例如在頸背部的風池、風府、大椎、風門、肺俞等穴位施行刮痧術，可治療上吸道感染，具有明顯抗禦外邪的作用。

⑤刮痧導致皮下瘀血，使毒熱從血而瀉，因而具有解毒瀉熱之效。例如感冒發燒、頭痛、身痛，甚則嘔吐頻作、昏迷抽搐等症狀，取風池、風府、大椎、曲池、尺懌，委中施以刮痧，可排毒瀉熱，療效顯著。

⑥以頭部刮痧，可改善頭部血液循環，疏通全身陽氣，能預防和治療腦栓塞、腦血管意外遺症、神經衰弱、眩暈、老年癡呆等病症。

以下介紹一些刮痧的基本手法：

■刮痧持法

拇指與其餘四指分開，分別置刮痧板兩側，用力握緊。治療時，刮板較厚的一面對手掌；保健時，刮板的一面對手掌。刮拭骨骼關節部時，應採用刮痧板的稜角刮拭。

■刮穴方向

刮痧一般遵循自上而下，由內而外的順序刮拭。頭、背、四肢一般自上而下刮拭；面部、胸部一般自內而外刮拭。刮痧時要沿一個方向刮拭，切忌來回刮。

■刮拭角度

刮痧一般以刮痧板與皮膚之間呈四十五度角為宜，切不可成推削之勢。

■刮拭力度

一般右手持刮痧板，靈活運用腕力與臂力，上下、內外均勻用力，以患者耐受為度由輕漸重，切忌蠻用力忽輕忽重，刮拭部位盡量要拉長。

■刮痧的注意事項

①刮痧時，治療室要清潔寬敞、通氣性好，注意保暖，使患者免受風寒。如遇冬季，注意保持室內溫暖，夏季迴避風扇空調，避免病情加重。

②充分暴露刮拭部位，並擦拭乾淨，可以先用百分之七十五的酒精消毒，糖尿病患者尤其應當注意，要嚴格消毒。

③施術者雙手要保持乾淨，刮痧工具要注意清潔消毒，避免交叉感染。
④病人過飢過飽，過度緊張時，請勿刮痧。
⑤刮痧時要求病人保持自然舒適的體位，刮痧過程中，必要時可適當變換體位，避免因過度疲勞，發生暈刮等不良後果。做完一種體位的刮痧後，如果病人疲勞，可以讓其稍稍休息數分鐘後，再行刮拭。
⑥刮拭力度要掌握好，勿過重。掌握刮拭的方向、順序，刮拭方向要由上到下，由內到外，順序為頭、頸、背、腰、胸、腹、上肢、下肢，以出痧為度，不出痧者，不可強求。
⑦治療時應邊刮邊搭配潤滑油，以免損傷皮膚。如不慎刮破皮膚，應以常規消毒或包紮。嬰幼兒皮膚可在刮痧板與皮膚之間墊上手帕，以免刮破皮膚。
⑧刮痧後，可令病人休息片刻，適量飲用溫開水或淡鹽水。
⑨刮痧後三十分內忌洗涼水澡，避免寒冷刺激。
⑩刮痧後一至二天內，刮痧局部會出現疼痛、癢、蟻行感、冒冷汗、發熱，若皮膚出現風疹樣等改變均屬正常，不用多慮。
⑪再次刮痧時間需間隔三至六天，以皮膚上痧退為標準。

■刮痧過程中暈刮的處理

①暈刮時一般會出現以下症狀：頭暈、面色蒼白、出冷汗、心慌、四肢發冷、噁心想

吐，甚則出現昏倒。

②暈刮的預防：空腹飢餓、過度疲勞者忌刮，低血壓、低血糖、虛弱、神經緊張與怕痛者勿刮，或刮拭力量要輕。

③暈刮的急救措施：首先立即停止刮拭，讓患者平臥，飲用一杯溫水。然後迅速用刮痧板刮拭人中、百會、內關、足三里及湧泉穴。如果病情較重，應快送醫治療，以免延誤時機。

任何一種療法都不是萬能的，刮痧也不可能包治百病。對於某些疾病，可以單獨運用刮痧療法，如感冒發燒、消化不良、肩周炎等病症，也可以輔助其他療法。但對於重症心臟病、急性傳染病等，刮痧只能作為一種輔助療法，或在臨時沒有其他更好治療情況下，先運用刮痧療法救急，以便爭取更多的時間和治療機會。

灸療

中醫有句話說：「一針二灸三用藥」，灸療在古時候就已列入治療疾病的方式之一，可見其功效所在，它是一種通過燃燒某種藥物後，釋放熱力的治病方法。

灸療的媒介是火與灸料，其原理是基於人體經絡與臟腑之間的相互聯繫，藉由表面熱

力與藥物，傳到裡面臟腑而治病的一種方式。

原理總是枯燥，但療效卻是驚人。我在臨床幾年之間，卻是以擅用灸療而有一點點小小名氣。原因不是我厲害，而是它真的有療效存在，我只是懂得運用其中奧妙而已。

說到灸療，自身也經歷過不少波折，有種「不食人間煙火」的縹緲感。記得剛畢業後，到署立醫院中醫科上班，中醫科室是由西醫診間改裝，所有醫療設備是以西醫裝潢為主，室內空調也是必要配備。一進診間，電腦、聽診器等醫療器材一應俱全，醫師看診也是白袍上身，除了把脈看舌頭之外，病人常在拿到藥包後，才知道自己是看中醫。

所以請各位想像一下，在一個以西醫醫療體系為主的醫院，於密閉空間點上艾灸，似乎很難被接受。因此當我第一次為病人施灸療時（材料還是我自備的），病人在享受治療的當下，我卻冒了很大的風險。因為第一個反彈的，居然是自己中醫科的主任，他認為醫院設備經不起這般熏蒸，當然這種好方法也跟著被埋沒。

所幸後來我轉到另一家醫院，中醫科室在獨立大樓內，因為地下室為化糞池，蚊子到處飛舞，那兒的艾條居然不是用在病人身上，而是被當成蚊香來使用，其實我倒也甘之如飴。

事實上這種熏蒸方式，不輸西醫院的消毒水。過去在SARS期間，還有西醫師來我們中醫科要艾條熏。問其原因，他回答很簡單，之前他在支援非洲醫療時，就是利用艾草燻灸，來幫他平安度過當地的蚊蠅傳染病。由此可見，古人的智慧高深，已知道艾灸可預防疾病，更可治病。

其實灸療同施針原理一樣，因為它沒有針的侵入性行為，所以被歸類為非醫療行為，但適用對象卻是老少咸宜，這也是我要介紹給大家自我保健養身的方法之一。

一般灸療的操作重點如下：

■選擇體位

①仰臥位：適用於頭部、胸腹部及四肢正面部位。

②俯臥位：適用於頸項部、胸背部、腰部及四肢背面部位。

③側臥位：適用於頭部、胸腹部及四肢側面的部位。

體位選擇，以受術者最舒服姿勢為最主要。施灸者可按患者與操作需要靈活調整，不用拘泥一定是何體位才對。

■施灸順序

部位一般從上到下，艾灸火力從弱到強。

■施灸劑量

①少壯男子，新病、體質壯碩者，可用量大。

②婦孺老人，久病宜量少。

③頭面軀幹皮薄肉少處，不宜多。

④腰腹四肢肌肉豐厚處，施灸量可大。

施灸方式

①直接施灸

使用艾柱或艾粒在皮膚上直接燒灼，直到皮膚紅腫痛，嚴重時會化膿產生瘢痕，所以又叫「瘢痕灸」。如擔心皮膚燒得太嚴重，一般可隔著薑片或蒜片來熏燒，雖然這樣效果比較好，但不太建議大家這樣做，因為皮膚可能會留下永久性的瘢痕，所以為了美觀，還是盡量不要用此方式施灸。

近來十分流行的三伏貼，雖只是用藥貼在皮膚上，但敷貼時間較長，或藥性比較強烈時，依然也會產生化膿的瘢痕現象。臨床上，大家一見到此現象，都十分驚恐，也常有許多糾紛因此產生。其實出現這種現象，才是此療效發揮到極致，只是不明究裡的人，都唯恐天下不亂，認為中醫對此治療方式是火上加油。所以在此為瘢痕灸平反一下，若不能接受此結果，最好在施用灸療時，有些心理準備會比較好。

②間接施灸

此方式老少咸宜，但時間要拉長，也有其療效在，這也是大家比較能接受的方式。一般是用艾條在皮膚上，隔空來回熏治；或用艾柱隔薑來施治，但是等到快要燒到接近皮膚時，就趕快移除，就樣就可避免起水泡而產生瘢痕。

功法鍛鍊

相信大家都清楚運動對身體的好處，也都有運動可強身的觀念，但是運動不是只放在嘴邊，而是要去身體力行。現代人生活忙碌，表面上剝奪的是運動時間，其實卻是慢性消耗我們的體力與健康；有人生活作息日夜顛倒，寧可依賴藥物改善身體不適，卻不相信運動可以強健體魄，就連減肥瘦身，許多人也深信藥物是最「迅速」的方式，其理由不外乎是沒時間、不方便。

也因為「懶得運動」是現代人的通病，太艱深繁雜，或需要呼朋引伴的運動很難吸引人，因此，尋找一個簡便又適合現代人在忙碌生活中所做的運動，就十分重要。我一直在尋找一種符合「簡、便、廉」的運動，讓大家都能因運動而強身，後來想到中醫實習那一段忙碌又充實的歲月，頗符合現代忙碌的一般大眾。

其實回想中醫實習那一段日子，每天一大清早要從台中，趕到彰化去參加晨間會議，然後又得參與診務、會診、跟診、義診、書寫報告等等事情；還要負責為會診病人針灸、煎煮藥等的事務，心理上還得面臨國家中醫師考試的壓力。當時，生理、心理雙重壓力罩頂，許多同學們紛紛生病，當時帶領我們的實習老師——陳榮洲先生，便把他年輕時拜師學習的「太極六式」，無私地教給我們。

後來，在每天的晨間會議後，全體人員都打練一遍「太極六式」再上診，結果大家在這段繁忙歲月中，搭配簡單好學的「太極六式」運動，除了身體維持著高免疫力，所有實習的同學，不但學習到不少臨床實務經驗，還全部如願考上中醫師。因此，相信這項具備提身現代忙碌人免疫力的「簡、便、廉」運動，也應該能適合普遍大眾。因此，本人借花獻佛，提供「免疫運動療法——太極六式」給大家參考。

太極六式分解動作解說

■ **預備式**

雙腿與肩寬微彎，兩手自然下垂。

■ **第一式**

雙腿與肩寬微彎微蹲，雙手舉到肩膀後向上推，最重要的是腕關節朝上，盡量可彎九十度，從肩膀開始往上推時要用力些，手掌盡量撐開，會感覺酸才有效果。

■ **第二式**

所有動作回歸到肩膀，右手往上推，左手往下推，手掌用力撐開。

■ **第三式**

動作再回到肩膀，換左手往上推，右手往下推，然後手稍微用力，手指撐開。

■**第四式**

先回到肩膀，再雙手往下推，手指用力撐開。

■**第五式**

先回到肩膀，再往左右用力推。

■**第六式（收功）**

兩手像抱球一般，至百會穴處把手翻轉過來，一口氣吸氣到丹田（肚臍下三指處），不要換氣，再回到原來預備式。

以上這六式要重複做，做到汗出，不限何時何地，一天可做數次，一次約二十至三十分鐘左右。

我們每個人都有一個太極的力量，像張三豐發明太極的招式。太極本身是一個圓，所以做太極六式之前，可先練手臂畫圓，畫時脊椎先要挺直，練習畫圓的動作是：左手掌心向上，右手掌心向下，要有距離，沿著逆時針方向畫圓，因為地球繞太陽是逆時針運轉，所以太極旋轉方向，是和地球繞太陽的旋轉方向一致。

練習手臂畫圓時，手指一定要撐開，以類似橢圓形的畫法，左右手皆逆時針畫圓。剛開始可從小圓開始畫起，速度要慢，畫時上下是陰陽交錯，太極生兩儀，生陰陽，陰陽要交錯，才會產生震盪，也才會有力量，二個平行的圓產生交錯，會感覺手麻麻的。

每個人的太極力量不同，畫的時候，氣會動，可強身、治病、安胎。最好持續做三個月，每天早上起床時和晚上睡覺前做十五至二十分鐘，畫圓完再做「太極六式」運動，做完使氣歸位。

現在人生活忙碌，意識波流很亂，所以打「太極六式」後，意識波流會變穩定，晚上也較容易入睡。躺著睡覺時，可把手攤開、掌心向上，整個人放鬆後，就易入睡了。如果常失眠，會引發抵抗力下降、容易感冒，若常運動或做太極六式，就會容易入睡。

我們也可運用生理時鐘，在早上起床時和睡前做功法。如假日有時間，黃昏也可以做。畫太極很簡單，初步練習感覺，想像身體氣脈的運轉，就像可以轉動的時光隧道，轉久了就可以畫內在太極，用意念去畫圓，這是一種內在功法。

可從太陽穴逆時針畫圓，用意念畫，此時意念要集中，以防氣跑掉。一般建議先從外在功法練起，等外在功法練好，才能畫內在功法的圓，如此全身氣脈就會暢通了，免疫抵抗力也會增加，不容易受到外來細菌、病毒侵襲，疾病上身的機會，自然減少許多。

節飲食

「一方水土養一方人」，
瞭解自己的體質，
食用合適的食物，
才能吃得健康。

一方水土

人，因為要生存，所以吃飯是一件重要的大事，孔子說：「飲食男女者，人之大欲也」，就是說明「吃」對人的生存有極大意義。打從我們一生下來，父母給我們先天之氣，可讓我們能在不吃不喝狀態下存活數日，靠的就是父母給的先天之氣在維持。倘若沒有我們自己後天的水穀之精氣來接續，人是很難存活下來的。

所以中醫認為，一個人的生命延續，除了父母給的先天之氣，必須不斷靠後天的食物來補充才得以存活，所以人類是離不開飲食的；而飲食種類與習慣，卻是影響人體健康和生命延續的重要條件，不容我們去輕忽它。

我們都知道，食物是維持生命的重要基礎。從古到今，每個民族都衍生了一套適合自己體質的飲食種類，才能順利繁衍後代綿延不絕。只是時至今日，科技拉近東西方距離，我們在「西風東漸」的影響下，飲食習慣從過往以五穀為主食的方式，逐漸演變成西方的大魚大肉，但因為體質演化速度跟不上接受這些食物種類的改變，使得糖尿病、高血壓、高血脂等文明病層出不窮；且小朋友過敏問題也日益嚴重下，這些都是國人飲食習慣大大顛覆過往傳統所造成的現象。

過往的山珍海味，都是帝王與王公大臣們得以享用的食物，演變至今，尋常百姓家也可有這般享受，太多的「膏粱厚味」，是造成許多人產生許多代謝疾病的最主要原因。而這種劇烈改變，就像「舊時王謝堂前燕」，今日卻「飛入尋常百姓家」，**飲食種類習慣改變太快，造就今日文明病頻繁發生**。

也許大家不以為然，看看我們現在還在使用的吃飯工具——筷子，與西方餐飲所使用的刀叉，就可知道東西方飲食思維大不相同。東方人只要靠單手拿筷子，就可以完成食物就口的動作；但西方卻要靠雙手一起使用刀叉，才能順利飲食。由此可見，我們的膳食種類與飲食習慣，真的與西方大相逕庭；祖先的先進開明，與我們飲食習慣息息相關。

老子的《道德經》說：「道生一、一生二、二生三，三生萬物」，正說明使用筷子的用意與道理，因為中醫認為「一陰一陽謂之道」，一支筷子只能叉不能夾，兩支筷子才可以夾起食物，筷子一動一靜，就是二生三的境界，可以夾起世間上的食物。

又因為我們自古以農立國，所以五穀雜糧是主要食物來源，這是我們飲食習慣的傳承，若配合西方飲食習慣，許多不常見的疾病當然就容易出現。西方的思維邏輯認為一是一，二是二，所以飲食多是切好一塊肉，叉起一塊肉，才能吃下一塊肉，且多半以肉食為主，但是他們產生的疾病也不同於東方人，這也是一方水土養一方人的道理所在。

由飲食工具不同所產生的差別，就可知道東方人的體質，自古就是以五穀為主食，與西方肉食為主的飲食文化不同，這也證明我們消化肉食的能力，本來就沒西方人好。但最近幾年來，西方牛排大舉進入我們的日常生活，所以腸胃消化能力也因此變差；再加上「吃到飽」的飲食文化，衍生出代謝疾病劇增，這都是我們國人飲食習慣改變所造成的結果。

飲食調養的重要性

在中醫醫書《黃帝內經》中有一段描述：「五穀為養，五果為助，五畜為益，五菜為充」，說明每種食物對人體，或多或少都有幫助，但仍建議以五穀為主食，因為五穀是我們人體生命力的主要來源，蔬菜水果與肉類只是輔助性質。

但時至今日，受西醫觀點影響，把某些食物妖魔化，讓大家以為吃了這些食物容易疾病上身。像是紅肉、炸雞、鴨肉和動物腦、心、肝、腎內臟等，大家都避之唯恐不及，深怕深受其害；但卻把一些水果捧上天，例如奇異果，被稱為水果之王，有的民眾不管自己體質為何，跟著風潮天天吃、餐餐吃，甚至大量吃，結果往往適得其反，讓自己體質慢慢改變，最後反而花了不少冤枉錢，去看因吃錯食物所造成的病！

其實食物新不新鮮，比較敏感的人都吃得出來。近年來食安問題層出不窮，都是「飲食」觀念偏差所產生的後果。雖然許多商家都以「天然食材」為號召，無奈不少商家其實多以化學合成的「香精與香料」來矇騙大家對天然食物的追求，這樣不但破壞了自己的商譽，也造成大家對原生食材觀念的偏差，更對我們原有該攝取的食物營養產生了懷疑。

例如標榜「有機」，卻被拆穿根本「不有機」，讓許多原本想尋求身體健康的人，不但未收到效果，反而使健康狀況更惡化。就像一些癌症病人，一旦接受了西醫確診罹癌的「宣判」後，除了積極接受放射線與化學治療外，個人飲食習慣常大幅轉變，不敢再碰大魚大肉，反而改以生機飲食，把大量生冷蔬果當主食。結果使得身體體質在治療與食療間悄悄改變，於是身體骨瘦如柴、臟器功能漸弱是必然現象，提早歸西的癌症病患，更是多到令人遺憾。

這裡絕對不是要恐嚇大家，只是覺得要把真相與正確觀念告訴大家。在中醫的觀點裡，每種食物，就像是每個不同的人一樣，有著不同的個性；每種食物也都有其優缺點，只要食物適合自己體質，就算是紅肉、豬肝等，也是美味佳餚的健康聖品。但是只要你的體質已是寒冷至極，就算奇異果等生冷瓜果，在營養學家眼中是營養極品，但不適合體質，吃了無助促進健康，反而容易造成「病從口入」的負面效果。

我們常聽到「藥補不如食補」這句話，說明著無論是達官貴人或是販夫走卒，每位民眾都離不開每日所必須的食物。所以在疾病上身前或上身時，若平時懂得用對的食物來去除外來細菌、病毒並提身免疫力，效果可能比事後用藥治療，會更有效果。但若病菌過於兇猛，或自體免疫力太差，還是需要用藥治療，才是明智的選擇。

以往常聽到「民以食為天」這句話，說明**食物是人類補充身體能量、維持生命的基本需求**。但隨著時代與環境變遷，人們生活已從只求溫飽的「量」，進化到追求色香味俱全的「質」，因此對食物的要求，也從乾不乾淨、衛不衛生，發展到吃下肚的食物，是否適合個人體質消化吸收，上述都是影響身體健康與產生疾病的重要因素。因此瞭解自身體質，再去選擇合適自己的食物，是今日刻不容緩的課題。

飲食調養的原則

我們都知道，飲食是為了補充身體能量，並維持生命基本需求而存在。但在飲食時，除了大方向要先選擇適合我們國人飲食為主的食物種類外，更要選擇適合個人體質的食物，並要有適量飲食的概念。

畢竟每個人體質都不相同，且人不是機器，所以用食物所含營養成分，來規定成年男女一日該攝取多少卡路里，表面上似乎很科學，其實就是把人體當成機器人一樣，僵化不會改變，這樣真能產生個個健康強壯的好國民嗎？

曾經有人提問，中醫如何看待飲食與人的關係呢？其實中醫強調人性化、整體性醫療。均衡飲食不代表「不科學」，食物的軟、硬、冷、熱要相宜，太過與不及都不是好現象。

再看看今日時下的養生觀念，多半是以生冷蔬果為主食，既改變我們原來傳統的主食種類，又多選擇非當季的蔬菜水果，只強調有機清淡與纖維多寡，其實多是影響人的腸胃消化機能，也間接改變身體抵抗力。所以常看到化療後的病人，幾乎個個身形消瘦，多是這種現象所造成的。

一般飲食強調要「適量與均衡」，似乎已是老生常談。但在科學日益進步的時代下，食物被分析到極微量成分和組成，身體缺鈣、缺鈉或缺鐵，每個人幾乎都能說出一番道理；牛奶可補鈣、燕麥能降膽固醇，也已成為大家耳熟能詳的常識。因此，只要身體不舒服，很多人就立刻聯想到，可能是身體缺了啥，也不管自己體質是否合適，只要一聽到骨質疏鬆或酸痛，就開始努力補鈣、吃維骨力；妙齡女孩為了身材，吃飯、吃菜都要計算卡路里，整天多蔬果，也不管自己已成冰冷的小手，把自己當成機器看待，這樣人生有何樂趣？

還有人為了健康，不斷追求「生機與有機」，因此飲食清淡如白開水，蔬果不直接食用，反而選擇用果菜機打成蔬果汁喝，剝奪身體原本該有的咀嚼功能，也打亂了生理該運作的功能，身體毛病當然層出不窮。

其實每個人體質不同，就算是同卵雙胞胎，也不會都有一樣的體質，產生一樣的疾病；人更不像機器一般，必須精準計算飲食熱量才會健康。中醫強調人性化、整體性的醫療，食物軟、硬、冷、熱要相宜，過與不及都不好。

例如喝水，也不是多多益善，但大家在賣水廠商與媒體推波助瀾下，養成大家沒事都在多喝水，殊不知「水能載舟，亦能覆舟」，一種物質在體內過多，就是一種傷害。要不然洗腎病人為何要限制飲水量？所以**飲食要定時定量，要因時而異，要因人而異，才是減少疾病產生的最重要原則**。

食材與藥材

如何區分食材與藥材的差別？簡單來說，藥材可用來攻邪（去除病菌）、糾偏（導正偏差），讓身體在受疾病侵擾時，能藉著藥效而迅速恢復原有的身體狀況，等身體機能恢復正常，就可擺脫對藥物的依賴；有時身體就像一輛一時脫離軌道的火車，只要我們用點外力（藥物）幫忙，讓火車重上軌道之後，就可擺脫外力協助。

但是西醫藥觀點不是如此。西醫認為，像高血壓、糖尿病等慢性病，只要一被確診，幾乎一輩子離不開西藥控制。請大家試想，把藥當成食物天天吃，長久下來，身體會好到哪裡去？相信這種道理大家都懂，但有多少人能擺脫呢？

至於一般食材，中醫認為有五穀、五果、五肉、五菜等，雖然食材並不是只有這幾種，但上述就已簡單概括了所有食物對我們的重要性。因為將穀、果、肉、菜等食物，依照其所屬氣味，合理搭配自己的體質，是可以達到補精益氣的效果。正是因為這些食物含有辛、苦、甘、酸、鹹五味，讓食物有或散、或收、或緩、或堅、或軟的作用。

近年來養身觀念深植民心，一些素食、有機食材大行其道，有時深思起來，依舊有些偏頗。其實嚴格說來，若不是信仰問題，為了健康而只吃素，應該也是一種偏食行為，只是大家都不以為意，只單純認為吃素有益健康。

在中醫理念中，「陰陽平和」就是現代飲食均衡的概念，食物重點不在大魚大肉對身體會產生何種疾病，也不是飲食清淡就能確保身體健康，而是要學習了解食物中的四氣五味，是否適合自己體質吸收與利用。

許多西醫對於營養的觀念，會把一種食材分析到極簡成分，依內含有利人體成分的比例，來判定對人體的好處。這無疑是一種數字遊戲，完全不考慮食物寒熱屬性、味道辛酸與否，就像是適合談戀愛的男女，擺明一方不愛你，你卻十分依戀，這種愛情能有幸福的結果嗎？

身體對食物也一樣，不合適自己體質的食物，營養成分再怎麼高，對自己就跟垃圾一樣。例如牛奶就是一則鮮明的例子，這也是現在常聽到國人有乳糖不耐症的原因。畢竟牛奶是一種偏寒性的食物，再加上今日社會為了產量需求，添加不少藥物來刺激牛奶產量，該有的食物營養已變調，所以牛奶不應該是營養豐富、促進生長發育、提供鈣質的「唯一」食物選項。

食物屬性

一般食物在中醫眼中，就像每個人的個性一樣，既然「一方水土產一方物，一方水土養一方人」，瞭解自身體質後，認識食物屬性，也是刻不容緩的事情。對於體質的說明，先前已簡單區分五種，以下也根據食物屬性分成五類，好讓體質與食物來個相對應。

舉例來說，如果你根據上述的體質分類，發現自己是寒性體質，那麼食物的選擇就以溫、熱、平性為主，若不信邪，或不瞭解反其道而行，吃了一大堆生冷蔬果，無疑會讓自己體質雪上加霜，若不喜歡自己成為「冰山美人」或「冷霜公子」，選對適合自己體質的食物，是一件很重要的事。

食物根據體質分類，也可分成寒、涼、平、溫、熱五種。雖然食物和人類體質一樣區分成五大類，但並沒有像人的體質一樣複雜，寒就是寒，不會因為加熱烹調而轉性，頂多只是沒有那麼寒。根據過往經驗歸納食物屬性，一般食物屬性，大致上蔬菜水果以偏寒涼居多，海鮮水產也是偏寒涼多；大家所熟知的生猛海鮮，最關鍵的屬性詞彙，就是「寒涼」。

先前介紹藥材屬性時有四氣（性），也就是寒、熱、溫、涼（平），但也分五味，即為酸、苦、甘、辛、鹹；食物也是如此，其中食物的四性，可配合體質的寒性、熱性、平性等，簡易區分成寒證、熱證、寒熱夾雜等證。我們可依照個人體質，選用適合的食物屬性；另外也可依食物五味，來配合人體臟腑五行分類，以幫助生病的患者，對食物有個簡單的依循。

中醫疾病分類的簡易原則：

■寒性體質

四肢冰冷、畏寒、精神不振、喜喝熱飲、嗜睡、易腹瀉。

■熱性體質

易口乾舌燥、便祕、失眠、怕熱、喜冷飲等。

因為中醫的肝屬木，對應青色，宜食酸味；心屬火，對應紅色，宜食苦味；脾屬土，對應黃色，宜食甘味；肺屬金，對應白色，宜食辛味；腎屬水，對應黑色，宜食鹹味。又根據五行相生相剋的原理，產生以下簡易的臟腑五行分類。

■肝病忌食辛，酸入肝，因為金剋木

可多食用青色的保肝食物，如芹菜、菠菜、芝麻、李子等。我們會建議有肝病的病人，除了不要熬夜，應該要避免多吃辛辣刺激的食物，畢竟辛辣食物多帶有辛辣刺激特性，且屬金性。根據五行相剋原理，對有肝病的人來說，是有一定傷害的；而且食物中酸味入肝，多吃屬酸味的食物，多少有些保肝作用。

■心病忌食鹹，苦入心，因為水剋火

心屬火，火怕水，鹹味食物多屬水性，水又多能滅火，一旦鹹水性的食物（如海鮮）吃多了，多少會影響心火的旺盛。所以心有毛病的人，不宜吃太鹹的食物，反倒要吃些帶苦味的食物，如苦瓜、小麥、羊肉、杏仁等食物，才有助於心臟病的人。

■脾病忌食酸，甘入脾，因為木剋土

脾病多屬於現在的腸胃疾病，若有人吃太多酸性食物，就等於助長肝木；然而脾胃就像大地，樹木總在涵養水土，一旦樹木量多，多少會造成泥土貧瘠，因此多食用一些牛肉、棗子、米飯等甜味食物，可以促進脾土的消化與吸收。

■腎病忌食甘，鹹入腎，因為土剋水

俗話說：「兵來將擋，水來土掩」，其道理在人體也可適用。腎是水臟，吃太多甜味食物，就像堆許多泥土來擋水，結果腎臟對人體內的水分產生代謝障礙，所以腎臟病人常可看到水腫現象，反而吃些鹹味食物，如豬肉、栗子等，對腎臟反而是有幫忙的。

■肺病忌食苦，辛入肺，因為火剋金

肺為嬌嫩的臟器，屬金，金怕火煉，所以吃一些熱性上火的食物，容易讓肺的功能受到影響，反而吃一些柔和辛味的食物，如雞肉、桃子、蔥等，可以促進肺臟的健康。

人體對五味的需求，還存在著時間節律，會隨著陰陽盛衰而有週期性變化。一般來說，日正當中，盛夏和人的青壯年時期，都是陽氣較旺的時候，人體自然會喜歡吃酸涼的食物，以調和身體陽氣，此時吃辛辣上火食物就不適合。

入夜、隆冬及老年階段，陰氣較強，容易怕冷，所以多吃些甘溫的食物是有幫助的。然而身體也會隨著自身臟器的虛實盛衰，出現相應的五味需求，所以有「引味自救」的說法。就像脾胃虛時，會想要吃甜食一樣，都是因為甘補脾的緣故，如果臟器衰退嚴重，也容易出現對相應五味的渴求，這是一種危險的警訊，可不能輕忽。

五臟與五味

中醫的立論基礎是陰陽五行，所以身體臟腑也被簡單區分成五種類型，好讓大家對臟腑有個簡單認識。**中醫認為，天供應人的五氣，地供應人的五味，其中五氣由鼻吸入，儲藏於心肺之間，使人臉色紅潤，音色洪亮；五味由口進入，儲藏於腸胃之間，製造身體菁華物質來養五臟之氣。**

這樣的五氣與五味，相互在人體作用後，成為維持生命的基本物質，所以天地就這樣與人體五臟產生密切的關連。

在五臟中，心是生命的根本，智慧的所在，為陽中之太陽，與夏氣相應，在味為苦。與心臟相配合的是脈，它的榮華表現在臉部色澤上；制約心臟的是腎，所以多吃鹹味食物，容易讓血脈凝澀，產生心血管疾病，這是水（腎）剋火（心）的原因。

肺是氣的根本，是藏魄的所在，功能是充實膚表，屬於陰中之少陰，與秋氣相應，色主白，在味為辛。與肺臟相應合的是皮，它的榮華表現在毛；制約肺的是心，所以吃多了苦味食物，容易使皮膚乾燥而毛髮脫落，是火（苦）剋金（肺）的緣故。

腎是真陽蟄藏之處，為封藏的根本，精氣儲藏的所在，所以腎的功用為充實骨髓，是陰中之太陰，與冬氣相應，色主黑，在味為鹹。與腎相應合的是骨，它的榮華表現在髮；制約腎的是脾，所以多吃甘甜的食物，容易使骨骼產生疼痛，也容易產生掉髮的現象，這是因為土（甘）剋水（腎）之故。

肝是四肢的根本，藏魂的所在，所以肝的功用是充實筋力，生養血氣，其味酸，其色青，是陽中之少陽，與春氣相應。和肝相應合的是筋，它的榮華表現在爪甲；制約肝臟是肺，所以多食辛味食物，會讓筋肉拘緊而爪甲乾枯，這是金（辛）剋木（肝）的原因。

脾是水穀所藏之本，營氣生化之處，所以功用是充實肌肉，屬於至陰一類與長夏土氣相應，色主黃，其味甘。與脾相應合的是肉，它的榮華反映在口唇四周；制約脾臟的是肝，所以多吃酸味食物，會使肉堅厚而唇縮，這是由於木（酸）剋土（脾）的原因。

因為五行關係，所以五色與五味是相合的。因此白色是合於肺臟和辛味，赤色是合於心臟和苦味，青色是合於肝臟和酸味，黃色是合於脾臟和甘味，黑色是合於腎臟和鹹味。而白色又合於皮；赤色合於脈；青色合於筋；黃色合於肉；黑色合於骨；我們也可知道心喜苦味，肺喜辛味，肝喜酸味，脾喜甘味，腎喜鹹味。

由上可知，**人吃五味食物，飲食水穀都先到胃，然後食物依其味道，入到他們所喜的臟腑**。如酸味先入肝，苦味先入心，甘味先入脾，辛味先歸肺，鹹味先入腎，然後再產生精微物質養分，輸送到全身。但是因為五味食物各有喜歡歸入的臟腑經絡，所以吃太多偏頗的食物，身體偏頗的症狀也容易出現。

就像酸味走筋，吃太多酸味容易導致小便不順，這是因為酸性食物性質偏收澀，會影響膀胱氣化功能，進一步影響膀胱括約肌收縮，造成小便不易。前陰部位在中醫觀點，被認為是諸筋聚集之處，所以又有「酸入胃而走筋」之說。由於酸會傷筋，所以喜歡吃醋或酸的人，容易會有四肢無力問題，像重症肌無力的病人，應該也喜歡吃酸，進而對肝造成影響。

鹹味走血，所以多吃鹹會使人口渴。太鹹的食物吃下肚，進入胃與血相合，容易使血液變濃稠。除了會讓人口渴，想多喝水，水腫、高血壓也容易跟著出現，難怪現代醫學都呼籲有高血壓的人，不能吃太鹹，是有其道理的。

辛辣味食物容易走氣，而使人產生心中空虛的感覺，而辛味會與身體防衛之氣相伴而走，所以吃太多辛辣食物，容易使毛細孔張開，導致氣與汗一起排出，很容易使人感到疲累與嗜睡。

苦味走骨，吃太多苦味的食物，容易產生嘔吐現象，這是因為苦味入胃後，苦味厚重直走下半身，身體氣血通道與營養物質的散布運輸都受到影響，間接導致胃功能失常，而使人作嘔。所以古人有「苦味自齒而入，自齒而出」，指的就是這道理。

因為吃進太多自己喜歡的食物，身體會因食物屬性，而對臟腑產生各種不舒服的狀況，所以均衡飲食，並不是老生常談的口號。近來許多餐廳都打著吃到飽的噱頭，目的是希望民眾光臨消費。在商言商，這種吸引客人的方式無可厚非，但是如果以身體健康的立場來看，「吃到飽」的行為，無疑是對自己身體的一種慢性自殺！

食物可以滿足慾望，是天生本能，只是吃到飽對腸胃而言，就是最直接的傷害。也許有人有自知之明，只挑喜歡吃的下手，但是根據前面所述，吃太多某種味道的食物，傷骨傷筋傷血也是可預見的，更何況這也是種偏食行為，無助身體健康。

我們都清楚，食物是用來使身體產生能量與營養。但因為西風東漸，我們東方人的體質，也逐漸在嘗試西方飲食，早餐吃麵包、喝牛奶，是每個小學生的基本食物，青春期發育也是以牛奶為首要考量；薯條漢堡更是小朋友吃大餐時常見的配備。

但是這樣的飲食種類，也換來不少疾病。年輕人的過敏性疾病層出不窮，西醫除了藥物控制以外，並無根治藥物；中風、腦心血管的發病年齡也逐漸下降，甚至癌症罹患率也逐年攀升，這些現象都對我們的健康發出警訊！

大家都知道食物要天然，標榜天然食材的店家也開了不少，但是為了增加買氣，不少業者違法添加人工香精，讓人防不勝防，食品安全不存在，健康相信也跟著亮紅燈。

損益原則

只要是人，打從出生起，所有臟腑都在不停運轉和消耗，這也代表著人的一生，要不斷補充能量，才能維持身體運作。所以人的一生，都是在「損」與「益」之間過渡。我常常呼籲大眾應多瞭解「補益」的真正觀念，以彌補日常生活中體能臟腑的消耗。

可是，坊間卻常聽到民眾疑問：「是不是要多運動，才能維持身體臟腑運作？」可見大家對於身體補益的觀念，受西醫影響養很深，和中醫認為的補養觀念，有很大一段落差。談到進補，雖然是老生常談，但真正對補養有正確概念的，卻是寥寥可數！

其實人到了一定年紀，代謝功能就會隨著年紀增長而減弱，不必要的水分、痰飲、脂肪只會在身上越積越多。有的人想靠運動增加代謝，雖然真的也能增加身體代謝，但是運動過後，一切代謝功能仍會恢復原有樣貌；且因為所有臟腑機能的運作，還是要消耗身體一些能量，所以消耗掉的體能，仍需靠調補飲食補充回來，因此，過多「刻意」的運動就免了吧！

有句話說：「人要服老」，意思是人要知道自己體能狀況，千萬不要隨著年紀增加，還繼續做一些年輕時會做的激烈運動。有時候運動，必須視個人身體狀況量力而為，若抱著挑戰體能的心態，我認為沒有必要，因為不是只有運動，才是健康長壽的證明。

常看到有人天冷時，依舊持續冬泳；下雨天時，依舊風雨無阻地跑步，這是拿自己生命極限在挑戰。現在有許多猝死病例，除了是自身體能狀況不佳外，不懂身體也要有「損益平衡」的概念，拼命運動鍛鍊，也是造成壽命短少的主因。

「虛則補之，實者瀉之」，這道理大家都懂，身體在補瀉、損益之間，當然要有一定尺度拿捏，但方面偏頗，也容易致病。就像吃太酸，容易傷腸胃；吃太鹹，容易血脈凝集、胸悶、血壓高；吃太甜，容易喘滿、肥胖；吃太苦，容易食慾不振；吃太辣，筋脈痿軟無力、精神不濟。因此在飲食上應定時定量、均衡飲食，最忌諱偏食和多食。

此外，**介於損益之間的，就是個「調」字**。人一生通常在「青春期」與「更年期」這二個階段，是處在不是只要損益，就能解決的狀況。在青春期階段，因為大腦心神一時適應不了急速發展的身體，容易出現失控現象。所以此時用補益或減損，都不太能改善問題，調神、疏肝、解鬱才是方法。

台灣民間遇到孩子進入青春期，都會有「轉骨」的觀念，但大多以為轉骨就是要「進補」的意思。其實青春期的孩子，雖然正處於發育旺盛階段，一味用補，只會增加身體負擔。此時應該多關心青春期孩子的心理發展，讓調補適得其所才是王道。

更年期則與青春期剛好相反，此時人體機能逐漸走下坡，大腦心神一時無法適應退化太快的現象，而容易出現失控，所以失眠、潮熱、突然心情大變等，都是更年期的現象。

此時補益、減損都不宜太過，只能用「調」的方式，疏肝解鬱、調神等都是方法，若只靠西醫的安眠藥或荷爾蒙控制，相信身體很快就會發出警訊，到時要處理，可能就更棘手了。

人在青少年時期，屬於生長發育階段，補益要多於減損才是適當；中年時期損益要並用，補瀉共存。也就是要靠適當飲食補充五味，使臟腑耗損有所儲備；偶爾也要透過適當運動舒通氣血，才能增加代謝能力，但要掌握「過與不及」原則，才不會養生不成反傷身。

進補原則

我們常看到有人紅光滿面、精力充沛，好像永遠有用不完的體力；而有的人整天精神不濟、萎靡倦怠；有的人抵抗力強，一年四季都不會跟上流行染病，有的人卻常常生病，久久不癒；有的老人童顏鶴髮、步履矯健，有的未老先衰、駝背腰疼。人體為何會有這般差異？背後原因很多，撇開先天體質、後天調養不說，最大的原因，都是人體的氣血不足。

人體只要氣血不足，後天又欠缺調養，體質自然虛弱。所以針對「虛」的現象，就只有「補」這一條路。我看過太多虛弱的病人，常常出現的一句話就是「虛不受補」，其實一般人他們對真正「補」的理解，都是以訛傳訛，往往一句話就要醫師給他正確治療方向，不分青紅皂白的改弦易轍，才是真正傷害自己啊！

假設一個裝水的鍋子，破了一個洞，是要先「補」破洞，還是要先「補」水（加水）？一個破洞的鍋子，水一直減少是事實，但鍋子破洞只要沒補起來，水依舊在漏。這例子說明了一件事，身體虛，是要把造成身體虛的原因補起來，還是不斷的增加營養品？洞破了不補，永遠都在漏，這道理大家都懂！但為何「虛不受補」呢？一直補充營養，但破洞還在，時間久了，當然覺得「補」沒有用。

其實說到「虛」，在中醫裡就分成好幾種。常見有氣虛、血虛、陰虛、陽虛等四大類，用補的主要涵義，是要把身體有欠缺或破損的地方，恢復到原來狀態，以達到氣血充足、袪病強身、抗衰防老甚至延年益壽目的，這才是「補」的真意。所以「補」並不是真的這麼可怕，不需要將其視為蛇蠍般看待。

用中醫的觀點來看，所謂「氣虛」就是面色蒼白、說話有氣無力、精神不濟和容易流汗，常見的毛病有子宮下垂、胃下垂、痔瘡、疝氣、重症肌無力等。因為氣不足，中醫調養可採用一些補氣藥，像是人參、黨參、太子參、黃耆、山藥、白朮、紅棗、扁豆等中藥材都可以補氣。

不過，可別一看到人參，就立刻反彈，說自己有血壓高、心臟病等重大疾病不適合服用。其實人參是補氣的藥物，不是補血壓高的藥物，可別再自己嚇自己。此外，有痔瘡問題者，也都認為是上火、吃太補造成，所以一聽到是氣虛所造成的痔瘡，需要補氣調養也都立刻反彈。其實痔瘡會脫出肛門，大都是因為氣不足，絕對不是吃太補所造成，可別把補氣認為是火上加油，若是這樣，這些症狀永遠都治不好。

「陽虛」是比氣虛再嚴重的病況，常見症狀有怕冷畏寒、四肢冰冷、大便不成形、腰腿易酸軟、陽萎早洩、頻尿、夜尿都是。其原因大都是冰涼吃太多，或是長期吃西藥後的現象。常見治療陽虛中藥有淫羊藿、補骨脂、菟絲子、鎖陽等；食物中以羊肉、雞肉、鱔魚、韭菜等，較有補陽效果。

另一種「血虛」，常可看到面色蒼白無光華，與血色、口唇指甲發白，容易頭昏眼花、心悸失眠，精神不濟，每天一到午後，就感覺氣力放盡。常見毛病有低血壓、貧血、失眠、心悸、頭暈、食慾不振、女生月經不正常等。因為血不足，中藥中的當歸、川芎、地黃、首烏、桑葚、阿膠、龍眼肉等，都是不錯的補血藥材。若用西醫治療，輸血、吃鐵劑都只能治標；且鐵劑容易沉積在肝臟，導致肝硬化；輸血有感染愛滋病等其他疾病的風險，因此若要治本，還是要靠中藥調理比較實在。

「陰虛」通常是血虛之後，再更近一步的症狀。除了血虛該有的症狀外，還有容易口乾舌燥、手足發熱、午後發熱、夜間盜汗、腰酸的現象，常見在手術後、產後或流產時。

有的西醫師認為，產後或流產後，因為子宮尚未恢復完全，有時還在出血，所以不建議病人馬上調補。其實這是本末倒置的觀念，使一些產婦只敢等做完月子才開始調理，希望大家不要因為害怕，反而錯失進補的黃金時間。一般補陰虛的中藥有許多，像是沙參、麥門冬、龜板、鱉甲、冬蟲夏草、玉竹、黃精、西洋參等都是。

進補時機

進補一般多用於慢性病或急性病緩解期，有時候也要根據某些疾病的發作特徵，以便確定相應的治療季節或時機。像是過敏性鼻炎、氣喘、風濕關節炎等等疾病，多在冬天發作，所以中醫都會用「冬病夏治」原則，對這些疾病進行調治。

但可千萬別以為，夏天身體沒事就不看醫師，只想等到冬天發病後才要治療，到時可就更不好處理了。而說到「進補」，也不是一味地濫用補藥、補酒等等補品，有時候還是要用到「有是症用是藥」的觀念，才能達到有病治病、無病強身的作用；**不當進補反而會造成機體失衡**，此時再來怪罪中醫藥，可就不太對了。

有些病人其實很可愛，明知道自己得的是慢性病，卻希望能趕快治好。其實每個醫師都希望趕快解決病人問題，但是慢性病就是得配合時間來診治，誰都逃不開這個宿命。想想自己花了多少時間，讓慢性病悄悄上身，又怎能期待在看幾次醫師後，就完全痊癒呢？中醫對調治慢性疾病，真的有比西醫還獨到的地方，但不能因為是慢性病，就責怪中醫都是「慢郎中」，這是對中醫的一大誤解啊！

飲食宜忌

飲食宜忌在中醫治療疾病時，有很大的影響關係，如果飲食宜忌的原則掌握得宜，可以輔助藥物治療上的不足，加速促進身體的康復；反之，如掌握不好，往往會影響療效，甚至使病情加重。因此在用中藥治療疾病的同時，飲食宜忌是治病中一個很重要的環節。

古中醫書曾指出：「治療疾病，在使用藥物治病的同時，還要注意從食物中，選擇適合的種類作為補充和輔助，好讓食物氣味與體質相配合，讓體力恢復迅速，鞏固自身體內的抵抗力。」

但是，若食物在疾病恢復前吃太多，或選擇與疾病相同性質的食物，就容易讓病情反覆，這也是有人一直反覆生病的原因。如果在熱性病發作時，剛好吃了溫熱性的肉類，就容易使疾病反覆不止；此外穀食類吃太多，也會遺留餘邪，延長疾病恢復時間，民眾必須特別注意。

因此，飲食宜忌最主要的意義是在針對病情，給予適當的飲食輔助治療、促進體力恢復，進而提高醫療效率的飲食，都可稱為「宜」；凡是與病勢相反的食物，或具有反動性質的食物，吃了會對病勢不利的，都叫做「忌」。

一般說來，食物就像人一樣，有自己的特性和獨特營養，如果在食用時不加以選擇，對健康的人也都會造成影響，更何況是那些有病在身的病患，更不能不慎選適合自己的食物。現在的西醫營養學，把食物成分細細區分，用儀器來檢測食物內有助身體的成分含量多寡，以訂出適合人們食用的食材。這種把人當機器看待，只問營養成分，不管食物屬性的作法，無疑又是一種對食物屬性與人體體質寒熱的不了解！

食物再怎樣分析營養成分，只要屬性不適合，吃了只會讓病情更加重。就像牛奶，是外界公認的好食物，但是遇到腸胃功能偏寒體質的人，就會是一種瀉藥，如堅持要喝，不但吸收不到牛奶的營養，反而還會造成身體一些養分的流失，真是得不償失。

其實食物種類繁多，按性味大概可區分成辛辣、生冷、油膩、發物等，而每一種食物各有它的利與弊，端看大家認識它多深，而去做選擇了。

辛辣類

蔥、蒜、生薑、辣椒、菸、酒等等都是。這類食物少許食用，有健胃功效，也可使人發汗治病。例如因為風濕引起的關節疼痛，可喝酒緩解，這是運用酒類的辛辣特性；還有因過食生冷引起的腹痛腹瀉，喝些薑母茶都有幫助。但是如果吃太多辛辣類食物，容易生痰上火、耗血散氣、損害視力，所以對於容易上火的陰虛體質，不適合吃或吃太多。

生冷類

有瓜果蔬菜、冰淇淋、生猛海鮮、冰涼飲料、茶葉等等。大都是屬於寒涼性質食物，可幫助人生津止渴，適合一些熱性疾病，像感冒時的咽喉痛、牙痛、便祕等都適合，但多食或身體體質偏寒的人就不適合吃，吃了容易造成嘔吐、腹瀉、腹痛、胃痛等現象。尤其是女性同胞最不適合此類食物，常見許多青春期少女，因為自恃年輕體力好，對冰涼無禁忌，等到月事來時，都疼痛不堪，甚至亂了生理週期，此觀念是很重要的養生基礎。

油膩類

凡是一切油脂及油炸食物都算是油膩類，如炸雞、烤肉、薯條等等經油製過的食物都是。因為味厚香醇，可以誘發食慾，開胃，但卻不容易消化，且容易助熱生痰，因此一些溼熱體質，像是慢性肝炎等疾病的人，就不適合食用此類食物太多，尤其是有黃疸或慢性腹瀉的人更不適合常吃。

前一陣子，台灣爆發食用油違法添加銅葉綠素，還包含許多知名大企業，讓國人對食用油品質喪失信心。其實植物油也是油脂類，近幾十年來，受現代醫學觀念影，植物油幾乎取代動物性油，成為家家必備油品。初期以為可改善血中高膽固醇的現象所引起的心血管疾病，但很諷刺的是，這類高血脂疾病病例，卻是有增無減，可見不是每日吃的食用油所造成的影響！

記得小時候，阿嬤總會到菜市場去買豬油回來自己爆香，大家都吃得津津有味，當時極少聽到民眾有膽固醇過高的問題；甚至在清理廚房油汙時，也比現在用沙拉油或橄欖油更方便迅速。這是因為，動物性豬油的性質與人類體質較接近，故容易在體內消化與吸收。

反觀沙拉油與橄欖油，撇除違法添加，植物性質本來就與身體不太相似，若只想細部分解油品含量，根本就是閉門造車。現實臨床病例，跟使用油品性質的現象，剛好成相反比例，這是大家心中的一個迷思，可不要為了迎合醫學理論而以身試驗，真的得不償失啊。

發物類

含有海鮮腥羶物之外，像香菇、冬筍、菠菜、饅頭、麵包、花生等，都算是發物類食物。這類食物多半都是容易動風生痰助火的食材，這類食物最容易誘發舊病、加重病情，所以食用時要特別注意。尤其是肝臟不太好的人，解毒功能差，吃這些發物容易加重肝病症狀；此外容易長暗瘡、青春痘，有皮膚癢等毛病的人也要避免。

這幾年來，過敏問題不斷增加，吃太多這類食物也是原因之一。國人飲食習慣逐漸偏向西式，早餐吃麵包、喝牛奶幾乎已成常態，看看賣麵包可讓人短時間致富，就知道國人飲食的改變。可惜的是，東方人的體質，畢竟還是比較適合東方人的飲食，這是幾千年來流傳下的飲食傳統，有它一定的道理，現在改變原有飲食的習慣，除了花更多錢之外；改變體質、製造新疾病，應該也是現今潮流的附屬品吧。

■常見病的飲食原則

疾病	宜	忌
感冒、發燒	清淡食物如麵、米、粥、蔬菜水果、水梨汁、蓮藕汁、西瓜汁	油膩、煎炸、辛辣之品
高血壓、冠心病	飲食清淡低鹽，如山楂、洋蔥、大蒜、芹菜	菸酒、高脂肪高膽固醇食物
水腫病	低鹽、高蛋白飲食、冬瓜、西瓜、紅豆	油膩、辛辣食物及菸酒
肝膽疾病	宜素食、低脂肪、山楂、水果	忌食辣、酒類刺激食物、馬鈴薯、番薯等易脹氣食物
糖尿病	注意飲食可多吃山藥、南瓜、瘦肉	太油、太甜及暴飲暴食
皮膚病	飲食清淡、蔬菜水果	魚蟹蝦、牛肉、竹筍尖

常見食物屬性

降脂、降壓、預防血管硬化	海藻、紫菜、香菇、芹菜、蜂蜜、大蒜、茶葉、黑木耳、山楂
消炎	大蒜、菠菜根、蘆根、冬瓜子、油菜、慈姑
解毒	解魚蟹毒：生薑、紫蘇、醋 清熱解毒：番茄、西瓜、冬瓜 解藥毒：茶葉、綠豆、白扁豆 抑菌殺菌：大蒜 解百毒：蜂蜜
降血糖	山藥、豌豆、筊白筍、苦瓜、黃鱔、洋蔥
利水	西瓜（皮）、冬瓜皮、綠豆、紅豆、玉米鬚、葫蘆、鯉魚、墨魚
健脾開胃	烏梅、雞內金、麥芽、陳皮、花椒、茴香、蔥、蒜、醋、山楂
潤腸通便	核桃仁、芝麻、松子、杏仁、香蕉、柏子仁、蜂蜜
鎮咳去痰	白果、杏仁、桃仁、冬瓜仁、橘、梨、冰糖、白蘿蔔
止血食物	花生衣、木耳、蓮藕、茅根、絲瓜絡、烏賊骨

作用	食物
補益作用	補脾胃：飴糖、紅棗、花生、蓮子、山藥 補腎：羊肉、胡桃、韭菜子、海參、蝦 補血：桂圓、紅棗、桑椹、荔枝 補肝明目：動物肝臟
澀腸止瀉	焦山楂、萊菔子、焦麥芽、焦穀芽、大蒜、薏仁、蓮子、炒山藥、炒扁豆
預防感冒	醋、大蒜、蔥、生薑、淡豆豉、香菜

順四時

春生、夏長、秋收、冬藏，
這是大自然永恆不變的規律，
回歸自然，順應四時，
才是最符合養身長壽的正途。

四季變化

大自然有春、夏、秋、冬四季，且地球上以溫帶地區人口分布最廣，可見四季分明，創造了人類文明。但是現在的人，不斷地想改變四季，甚至不在乎四季對人體健康產生的影響，最主要的原因，就是因為不知道自然環境會影響人體的健康好壞。

四季各有不同節氣，春生、夏長、秋收、冬藏，這是大自然永恆不變的規律，雖偶有反常，氣溫應冷未冷，應熱未熱，但還不至於夏天下雪，冬天酷熱等極端現象出現。

就是因為人類生活在這大自然中，所以對自然環境的感受，就像魚在水裡，只要水溫一改變，魚總是最直接感應到，因為水溫變化會關係到魚的生死，而人也不例外。只是，人總是那樣魯鈍，無法明顯感受到天氣對人類直接的影響，總是在年紀漸長後，有了關節酸痛的關節炎，才體會到天氣溫度的變化。

對於關節酸痛，有人說是退化性關節炎，也有人認為是類風濕性關節炎，拼命尋找發生關節炎的原因，卻總找不出太多所以然。其實這些疾病，從中醫角度來看，都是身體對氣候環境變遷不適應，所產生的「風濕」現象。所以，有人上知天文，下知地理，卻對周遭環境不聞不問，連出門氣溫幾度，都要依賴天氣預報，把自己感知環境氣溫的本能都給剝奪了，當然無法體會自然環境對身體的戕害。

春三月，此謂發陳，天地俱生，萬物以榮……此春氣之應養生之道也。

大地呈現一片欣欣向榮景色，春生的萬物，都要把閉藏一整個冬天的氣血營養，逐漸向外舒展，所以樹葉會開始發芽，冬眠的動物也逐漸甦醒，這都顯示春天是一個「外發」的徵象。

人在這自然界中，自然也無法缺席，只要「虛賊邪風，避之有時」，順應著天候，多可以安養天年。可惜的是，許多人拜科技之賜，冬天天冷開暖氣，夏天天熱就開冷氣，把天地間該有的冷與熱，模糊到讓人分不清今夕是何夕，太多原本季節交替時才會產生的疾病，已不分時令節氣，紛紛出籠，流行感冒、禽流感肆虐不斷，其實不是病菌太強大，而是人們輕忽天候對人的影響所造成。

春天，人的氣血正準備要從裡往外送，到了「春分」節氣時，人體內外氣血，剛好與天地日月長短同功，身體內外氣血，也剛好內外各一半，因此許多人常看到春天風光明媚，以為春暖花開，夏季服裝紛紛出籠，不熟悉氣溫變化速度，常使人不慎染上風寒等外感疾病，這就是面對氣候變化不熟悉也不理會，所導致的「虛邪賊風，避之無時」的結果。

夏三月，此謂蕃秀，天地氣交，萬物華實……此夏氣之應養長之道也。

夏天是外在氣候溫暖，人體氣血逐漸往外移出到一個極致的時候，因此節氣在到夏至時，天氣炎熱也到達一年中的頂端；然而此時，卻是大自然陰氣開始出現的時候。

這時的人們，身體氣血處於外散狀態，但內部卻很空虛。許多人外在吹著冷氣，體內又承受著冰涼冷飲食物，所以中暑、腹瀉等症狀頻頻發生，都是因為內外寒氣不斷夾攻身體，再加上身體抵抗力都往外抽調，身體當然像個空城，病邪更像如入無人之境，兵敗如山倒，身體毛病自然會反覆出現。

秋三月，此謂容平，天氣以急，地氣以明……此秋氣之應養收之道也。

大自然經過春生、夏長階段，慢慢地要回歸休養生息的時候；氣溫也從高熱慢慢轉成涼爽。樹葉紛紛掉落，有的昆蟲與動物，也開始要準備冬眠，整個世界都呈現一片肅收的景象；人們的農作物，也準備要收割結果。

此時，身體氣血正逐漸往內走，對外在體溫也由炎熱轉變成涼爽的感受。節氣到秋分時刻，天地萬物都達到與春分時刻一樣，只是此時是往內走的趨勢，與春分相反。人們在經過春夏的努力耕耘、生長後，若這時還在應付一些生產事項，無疑是逆天而行。

面對將到的寒冷冬天，身體狀況也應該處於「收」斂階段，要慢慢加上冬衣，讓身體氣血順利往內走。可是今日，人們往往不是自恃自己身體還不錯，不願順應氣溫逐漸低下，養成逐漸穿衣的習慣，依舊袒胸露背，四處走動，這容易對自己身體製造未來疾病的病根，也是不順應自然的例子。

冬三月，此謂閉藏，水冰地坼，無擾乎陽……此冬氣之應養藏之道也。

自然界在此時已經進入「藏」的階段，休養生息在這時候最為重要。台灣因為地處亞熱帶地區，四季不如溫帶明顯，但是自然時序依舊不變，只是人們常輕忽自然的規律與力量，不畏懼冬天寒冷，外出迎風對抗，身體付出的代價無法估算。此時應養精蓄銳，耐心等待再一年的春生。

到了冬至，是一年最寒冷的時候，身體氣血也正準備從外往內潛藏，慢慢轉成向外疏散，大自然與人體都處在陰陽交替時刻，所以身體在這時會比較脆弱。我們常可在病房觀察到，節氣前後的這幾天，慢性疾病患者，身體比較會感到不舒服，甚至重大疾病者，容易因此往生。

又因為此時陽氣正在初生階段，經不起太大變動，因此讓身體多休養、睡覺，是應付陽氣初生時最好的方式，這也是祖先們進行冬令進補的由來。太多時候，由於氣溫感覺與節氣不符合，譬如冬至應冷未冷，往往讓人輕忽自然時節的力量，所以自古即有「非時而至」的節氣後，總有疫病發生的說法。大自然的力量，總讓微小的人們措手不及，這不是單單疫苗就可輕易解決的。

其實一年有四季，一天細分之下，也有小四季的區別。清晨像春天，到中午就是夏天，黃昏時是秋天，夜晚到黎明之前像是冬天。一天雖然只有二十四小時，但卻像一年的縮小版，春生、夏長、秋收、冬藏的規律，也是日日在規律循環著。所以一天裡的氣溫，不會維持恆溫不變，多少會有高低溫差在。

但是太多人不明白這種道理，生活作息總是用一成不變的方式來應對，飲食不分時段、不按規律，寒熱溫涼的食物也都不計較，睡眠總以量來計算，打破日出而作，日落而息的規律，所以身體總是悄悄抗議，太多查不出原因的疾病不斷產生，但又有多少人會在乎或瞭解，自身與大自然相調和的律動與規則呢？

時間醫學

有些慢性肺病的人，容易在清晨時分發生咳嗽的現象，這除了肺經多在凌晨一點到三點時經氣最旺的原因之外，凌晨也是一天溫度較低的時刻。它就像是一年中的冬天，溫度低時，容易受寒咳嗽，只是大家都不太能理會這些道理。

而在夏天時節，夜晚清晨時分，仍然是溫度較低的時候，稍不注意就會受到自然環境的影響。這是大家必須要清楚知道的事，畢竟時間對身體的影響，人類不能小覷。

時下青年族群，總覺得精力旺盛，日夜顛倒也不以為意。其實這種日夜顛倒的作息，通常是在與天作對，長期下來，身體健康會付出代價。**中醫認為臟腑會根據每個時辰，有不同循流的時段**。像凌晨三至五點，是肺氣最旺盛的時候，又因肺主一身之氣，所以早起的人，會覺得很有精神；有肺病的病人，也容易在此時產生咳嗽現象，這是因為此時段，是肺經活躍時刻。

早上五至七點，是大腸經最活躍的時候，所以正常人容易在這時候想上廁所大便，因為這個時段，是大腸的活動期。而早上七到九點，是胃經旺盛的時候；九到十一點，是脾經旺盛時期，因此上午七至十一點，是人體脾胃消化最旺盛時期，剛好符合過往古人一日吃二頓飯的時間。

下午一至三點左右，是小腸經最旺盛的時候，而這兩段臟器所走的時段，又剛好符合身體消化器官的運作，因此跟著時辰來養生，才最符合自然節氣的律動。

子時是晚上十一至一點，為膽經旺盛時候；肝經是凌晨一至三點，許多人熬夜時，都會讓肝膽經無法好好休息，久而久之，肝藏魂功能漸漸退化，失眠或睡了易醒的現象就容易發生；甚至會有脂肪肝的問題，這也是中醫認為睡眠時間重質比重量更重要的緣故，因為睡眠是無法用量來彌補的。

以往西醫總認為，一天只要睡足八小時就夠了，這根本是重量不重質的表現。由於每個時辰走都經絡臟腑都不相同，許多人上夜班睡白天，這對身體會有極大傷害。但是現在因為經濟活動需要，輪班工作多以為只要睡足時數就可改善，其實都是騙人的說詞，近幾年來的精神問題日益嚴重，其實追根究柢，都是違反天時所造成的結果。

晚上十一點到一點，因身體陽氣正要啟動，所以若人在此時處於睡眠狀態，陽氣較不易耗散。就像花草初生幼苗，細心呵護就可以使陽氣慢慢增加，此時身體產生脂肪肝或糖尿病的機會很小。

但許多人因為工作關係，常常熬夜或過了半夜一點才睡，這容易讓肝膽經氣血無法順利運作；又因肝血不足，就會產生「魂不守舍」現象，久而久之容易失眠。如果因為失眠而去吃安眠藥，可能會讓身體掉入另一個夢魘之中：必須長期服用安眠藥來控制失眠問題。如此惡性循環，讓每個吃安眠藥的病人，看起來都像失了神、丟了魂一樣，永遠逃不出這枷鎖，這都是治療不對症，不清楚肝膽經行走時段，不知晚上十一點之前就該就寢的緣故。

在中醫的觀點裡，不同季節，人的生活起居和精神情緒，應當要隨四季變化而有所調整。春秋兩季應該要早睡早起，因為這樣有利於氣血的生發與收斂；而夏天最好是晚睡早起，適當午休，如此有利於氣血充足，避免氣血喪失太多太快；冬天卻應該要早睡晚起，有利於氣血儲存。

至於情緒上，春天相對應於肝，不適合長時間鬱悶。因為肝有抒發作用，肝可調節氣機，讓氣血順利往外走，所以萬物經過一整個冬天休眠，到春天就是要開始伸展舒張，如果長期心情鬱悶，會妨礙到肝原有的抒發功能，進而影響氣血對外循行，久而久之，就容易產生失眠。因此建議大家，春天盡量別生悶氣，該哭就哭，發洩一下情緒一定是好的。

夏天時，天乾物燥，容易心浮氣躁，有的人動不動就發脾氣，雖然春天時建議有心事不要常憋在心理，有氣要發出來，但在夏天，卻不太建議發脾氣太過。夏天人的氣血都在外頭，再發脾氣，會讓血壓上升，容易發生血管爆裂、中風的情況。所以夏天切忌不能常生氣，以免造成火上加油。

又由於夏天日出較早，因此建議作息要早起，不要日上三竿才爬起來，這樣很容易讓氣血運行亂了規律與節奏，夜晚睡眠時間也會跟著延後，身體機能連帶都會受到影響，所以起床時間跟睡眠時間的早晚一樣重要。

另外在夏天，容易出現的一種現象就是喜歡吃冰冷食物。此時血氣都往外走，體內幾乎是鬧空城，太多冰冷時食物下肚，也容易產生問題，最明顯的除了腹瀉之外，中暑也是時有耳聞。因為冰涼食物會使已經外走的氣血停頓，體內氣血空虛，外在氣血運行不順，導致許多疾病蠢蠢欲動。

到了秋天，整個氣血都要往內收，萬物逐漸要為過冬作準備，所以四周都出現一種收斂肅殺的景象，人也是要讓氣血逐漸往內走，對外抵抗能力會越來越減弱，可不要以為有秋老虎而輕忽。

秋天的作息要早睡早起，不要常常感傷過往，因為整個秋天氣息相對應的臟腑是肺，傷感過度容易傷肺，降低肺對外的免疫力，產生感冒問題。當然季節替換導致氣溫善變，再加上抵抗力低弱，這時候因感冒而產生肺炎的人也特別多，因此心情調適，也要跟著節氣走，才是真養生。

冬天萬物歸於沈寂，一切事物處於收藏狀態，才是順應自然最好的方式。可惜人類太聰明，自以為冬天把室內變溫暖，就能讓人誤以為四季如春。表面上是人改變了自然時序，甚至改變蔬果生長季節，讓大家在冬天也能吃到夏季食物，這些違反時令的食物，一來失去原有的神色，只是增添飽食感，根本談不上自然與營養，吃進身體裡也是一種負擔。

另外要說的一件事是運動。這幾年來運動觀念深入民心，早晨運動場或公園裡人山人海，大部分都是上了年紀的人居多，大家都想以運動來挽回什麼；且不論當日是颱風或下雨，很多人自認只要有運動就是健康，風雨無阻不曾間斷。但在中醫觀點認為，一般人冬天起床的時間，最好與太陽同時出現，不過許多人因為每天起床時間固定了，就不管天候、節氣變化，總是風雨無阻起床運動，往往縮短自己的生命而不自知。

有的人還在冬天時持續游泳，對外號稱是鍛鍊，其實這對自身都是一種折磨。畢竟人類不是寒帶動物，為了顯示自己的強壯與健康，不管節氣如何轉變拼命運動，這些都是一種愚昧的行為，損己又無法真正提升健康，是很危險的行為。

我們只是這世界的一小分子，無法撼動大自然，但我們應該瞭解大自然的四時變化，跟著適應和配合，而不是對抗和控制。幾千年來，我們祖先已整理一套養生規則，教導我們如何去順應自然，後來在西方醫學傳入後，我們才不斷捨棄這套幾千年來的經驗，用對抗、強勢和控制方式，取代配合、順勢與協調。

像是不斷強調鍛鍊身體來對抗天氣寒熱變化，也不管自己體質狀況或年紀，其實對身體都是一種傷害。**中醫強調量力而為，順其自然，是要求先瞭解自己的身體狀況，再去追求適合自己體能的運動，絕對不是一味地訓練自己，要達到職業級運動水準才是正確。**

因為每個人的體質不同，若要以西方標準去追求每一個人的極限，是不合理也不公平的。追求人體極致與極限的奧運，每個國家民族都有其強項特質，但比賽只是在速度上比較高低，沒有依個人特質來較勁，立足點不平等，即使競賽名列前茅，也不代表身體健康，更何況職業運動選手壽命大多不長，這就是讓身體刻意運動追求極致，所造成的現象。

《靈樞．天年》指出：「人生十歲，五藏始定，血氣已通……故好走；二十歲，血氣始盛肌肉方長，故好趨；三十歲，五藏大定，肌肉堅固……故好步；四十歲……腠理始疏……故好坐；五十歲，肝氣始衰……目始不明；六十歲，心氣始衰……故好臥；七十歲，脾氣虛，皮膚枯；八十歲，肺氣衰，魄離，故言善誤；九十歲，腎氣焦，四藏經脈空虛；百歲，五藏皆虛，神氣皆去，形骸獨居而終矣。」

上述意思是說，**每個人的生長階段，都有不同的習性與特質，人們幾乎離不開這種生、壯、老、死的階段，我們應該順著人的自然習性生活，而不是「刻意」運動、吃藥，甚至整形美容，來抗拒生命的衰退與老化。**

有人覺得運動能延緩老化，促進新陳代謝，話說得很動聽，但卻一點也不實際。常看到一些年近半百的病患，因運動傷害而來求診，都是假日參加特別的運動如騎單車、慢跑等激烈運動而引起。有的膝蓋疼痛，已出現退化現象，勸他們適可而止，但病患紛紛以：「運動是他們的第二生命，無法戒除，更何況運動不是有好處嗎？」來回應。古人大都是「春秋皆度百歲，而動作不衰」；現代人卻都「年半百而動作皆衰」，是怎樣的環境、觀念，讓我們體力與健康都不如古人？

現在都會區健身房四處林立，常可見一些人在密閉空間，吹著冷氣，大汗淋漓地做著各式各樣的運動，表面上是健康的象徵，但事實上真是在健身嗎？現在常聽到一些猝死的新聞，像幾年前國民黨的廖風德祕書長，在爬山時猝死；近幾年的歌手馬兆駿，到最近的影星戎祥等名人都是如此。

刻意的健身與運動，其實是一種捨本逐末。一來不考慮自己年紀與身體狀況，就是忘本；再者運動時，氣血都強迫往末梢四肢而走，供應腦與心臟的血液勢必不夠，許多人在運動時，就因腦與心突然缺血而發生猝死，真的是很危險的事，有些人甚至到死，都不知道是何緣故呢！

其實適當與適可而止的運動，是有益身體健康的，但是過度渲染運動可以強身、抗老、長壽，就大可不必了。古人養身強調「順應天時」，這些經驗我們都知道，但現實發生猝死情況仍時有耳聞，大家還要「刻意」去運動嗎？可見運動對身體的傷害，還比好處更多呢！

像旅美棒球好手王建民，我也曾為他在國外有好成績而讚嘆不已，但自從受傷後，年紀與體力根據自然現象一定是往下走，所以這幾年表現成績已不如以往。按照中醫觀點來看，其實這一點也不意外，可惜的是，他為了要完成自己的夢想，繼續待在美國想要東山再起。在我以中醫觀點來看，可能性不太高，就算可行，對他的身體狀況，也會帶來潛在傷害。

道法自然，回歸自然，順應四時，才是最符合養身長壽的正途。太多的「刻意」與

「人為」，都是意志凌駕於自然之上，這是人定勝天的說詞，卻是逆天而行的作法，並不適合一般平凡人實驗。

調情志

生理影響心理，心理也影響著生理，
學著不受喜、怒、憂、思、悲、恐、驚等
心理因素影響，才能做到「恬淡虛無」的境界，
也才是真養生。

中醫認為人會生病，最主要的因素有三種：一是外在因素，二是內在因素，三是一種不是內在也不是外在的因素。

所謂外在因素，是指感染身體之外的邪氣，例如風、暑、濕、火、燥、寒等原因，對身體造成的不平衡；另一種是內在心理因素，例如喜、怒、憂、思、悲、恐、驚等情緒因素，導致身體產生偏頗而生病；最後一種就是內外因素之外的因素，大都是指意外事件，如刀劍或蟲獸咬傷等，在今日卻是以交通車禍最常見。

許多人不清楚中醫真正能治療什麼毛病，甚至今日層出不窮的精神方面問題，也不知道中醫能幫上什麼忙？中醫治療因情志病而導致的疾病，其實由來已久，早已根深於古代的中醫思維理論中。《黃帝內經》有一句話說：「恬淡虛無，真氣從之」，就是說明只要自己的心情，是處在一種非常平靜的狀態時，身體氣血就會正常運行；而這種運行，就是心理影響生理的現象。

相反地，如果自己的情緒出現變化（喜怒哀樂），此時心裡的情緒，就會使氣血產生逆亂的變化，慢慢出現生理上的毛病。

此外中醫還認為，有一些精神心理上的問題，多半也與臟腑有關，所以根據五行關係而衍生出五臟與情志理論。像是肝主怒、心主喜、脾主思、肺主悲、腎主恐，治療方式也可以用五行方法來化解，如恐剋喜、怒剋思、喜剋悲、思剋恐、悲剋怒，這些都是生理影響心理的原因。

中醫認為喜、怒、憂、思、悲、恐、驚等情志的心理變化，和五臟生理息息相關。其實我們自古迄今，看過許多的故事，都因情緒影響而產生疾病。像是三國時期的周瑜，因忌妒賢能，不服氣諸葛亮比他聰明，說是被諸葛亮氣死，其實都是自己造成的下場；還有紅樓夢裡的林黛玉，悲傷過度成疾，因肺結核而讓青春年華早早收場；也有王熙鳳，因為「機關算盡太聰明，反誤了卿卿性命」，對誰都花盡心思，最後卻被老天算計了。這些典故說也說不完，還是以「恬淡虛無，真氣從之」來與大家共勉。

肝主怒

一般女性朋友在青春期後，每月會有生理期。月經來時，除了有部分女性面臨經痛困擾，多數女性最明顯的情緒反應，就是容易生氣。其實這無關修養問題，有人修養好，容易把脾氣壓抑在心裡，雖然表面上看不出憤怒，但多少會有愁眉苦臉的表情。此類女性朋友，因為壓抑情感，容易有子宮肌瘤的疾病出現。

我自己在看診時，常會遇到女性病患說自己近來脾氣不佳，其實主要原因，是女性朋友的生理期，在中醫認**女性以血為主，並且以「肝為先天」，亦即受肝的影響很大**。每當月經來臨時，經血下行而排出，很容易造成血行於下，氣浮於上，導致身體氣血不平衡；又因為「氣有餘便是火」，所以月經來臨時就容易生氣。

所以女性在月經來臨期間補補肝血，應該可以改善此類現象，因此後來衍生出月經結束後，要吃四物湯的習俗觀念，其主要因素就在於此。

月經後才可以服用四物湯的觀念，存於人心已久，但我個人覺得因人而異，並非一成不變的死規定。在月經前後或月經來臨時，只要有肝血不足的現象，都是可以服用的。因為「有是症，用是藥」，一直是中醫治療疾病的精髓，可惜的是，近來四物湯被渲染成是造成子宮肌瘤的形成元兇，讓女性朋友都避之唯恐不及，或改以服用生化湯來取代，這些都是道聽塗說的不正確作法。

然而子宮肌瘤的發生，多半是因肝血不足，導致情緒壓抑，使子宮內慢慢瘀積而出現問題居多，千萬不要再聽從四物湯含有雌激素，這種似是而非的說法。要是服用四物湯，真會形成肌瘤，那為何從不喝四物湯的外國人，也會有子宮肌瘤的病例出現，可見這種謠言並不足採信。

言歸正傳，因為肝主怒，生氣時，都是怒氣滿胸，肝氣旺盛，如不好好化解這股怒氣，很容易會使這鬱積的氣鬱久成「癥瘕積聚」（類似今日的肌瘤或腫瘤），甚至化熱而往外蔓延。建議各位在生氣時，把氣出一出是好的。常見一般女性朋友會用哭來宣洩，這是有得到中醫生理的真傳。因為悲屬肺，哭泣時可使肺氣旺盛；且肺屬金、肝屬木，金剋木，悲可以去除憤怒，如此一來，氣也消了。

雖然女子以肝為先天，但愛生氣可不是女生才有的專利，只要肝不好，不管是男是女都會影響情緒。當然生氣也會影響到肝，所以自己做好一些情緒管理也是必要的。

從小男生就被教導「有淚不輕彈」，這是訓練男生壓制哭這種柔弱的象徵。其實這並不利於情緒疏導，也難怪男性朋友得到肝病的比例，多會比女性高。肝主怒，又肝經本來就容易生熱，所以動不動就愛發脾氣的朋友，建議看看中醫，讓中醫調一調，會比去做一些無關痛癢的檢查還更有效，畢竟生氣產生的頭痛、腦脹症狀，用儀器是檢查不出來的。

心主喜

心在中醫的情志理論中，主要是掌管喜，而喜是一種高興的樣子，所以有句成語叫「心花怒放」，指的就是這種心與喜的關係。只要是人，就會有一些七情六慾，面對喜筵慶賀，當然都是以高興的情緒來表達，但是太多或太過，也會產生樂極生悲的現象。

先前有提到「范進中舉」的故事，就是高興太過的現象，可見人生全是喜樂也不太好，還是有些曲折的人生才精采。許多上了年紀的老人家，特別是心臟不好的人，特別要忌諱有「大喜」的事發生。現代社會三代同堂的家庭少了，但過去曾有新聞報導，逢年過節家人團聚，父母在家等孩子們回家後，因為太高興，哈哈笑一笑居然就走了，就是這類道理。因為中醫認為心主喜，又喜則氣散，所以高興時別太過度，過度氣就散，命當然也沒了。

又因為心屬火，高興太過可以用「恐懼」來改善；而恐又屬腎、屬水，可以改善喜則氣緩、氣散的這種現象。當時范進岳父，就是狠狠打了范進一耳光，才讓范進瘋狂的現象改善。因此我們還是要學會情緒控管，才能對健康有幫助。

脾主思

思就是思慮，思慮過多就會產生脾胃問題。我們常看到有人瞻前顧後、前思後想，想到最後就產生愁腸百結的現象。脾胃屬土，思慮太多會使脾胃消化功能受影響，蠕動變慢變緩，最常見的就是腹脹、吃不下飯；有人離開故鄉太久，會有思鄉病；有人想念一個人太深，會得相思病，由來就在於此。

每個人打從出生以來，都需要吃飯。吃飯時，人的氣血都集中在腸胃以便消化，但若吃飯時思慮過多，不讓氣血往腸胃走，反而把氣血往腦部送，脾胃消化功能當然會受影響，有人說「茶不思飯不想」，就是形容這種行為現象。

所以我們常聽聞專家疾呼，吃飯時不要看電視、看報紙或玩手機，是有其道理的。因為腸胃道的消化功能一差，免疫功能也會跟著變差，沒有體力是一回事，容易生病或失眠才更棘手。

中醫有一句話提到「胃不合則臥不安」，就說明了思慮會影響到腸胃，再進一步更會影響睡眠，這可是近年「憂鬱症」越來越多的主因。只可惜大家都還沒能意識到這層關係，常靠精神鎮靜藥物來控制睡眠，真是「跟鬼拿藥單」，很難走出藥物的控制。

常看見許多職業駕駛，因為工作關係，長時間坐在一個地方，同時用腦用眼，思慮在腦上，氣血也在腦上，對於吃下的食物不能充分消化，長時間就會出現胃潰瘍，胃下垂等問題，這可不是吃吃胃藥就可以解決的問題。所以一些長時間要動腦的工作，維持固定一個姿勢的讀者們，可要小心這類疾病上身啊！

為了解決這些思慮現象，中醫認為怒屬肝，可以克制脾土，所以雖然愁腸千千結，偶爾大聲怒罵，還真的可以「一語罵醒夢中人呢！」

肺主悲

肺屬金，情志屬悲，悲雖然是一種情緒發洩，但過度並不好，愛哭的女生其實氣都不太足夠，就像林黛玉一樣，最後因悲傷過度吐血而死，她的肺一定有毛病才會這樣。

觀察一些愛哭的人，有時候不是他不能控制，而是肺部的疾病，導致他有這些現象。常看一些剛剛產後的媽媽，看到小孩哭，也莫名奇妙地跟著哭。西醫說這是產後憂鬱症，其實都是肺氣虛，補補肺氣就可以改善。

有句成語說：「人有悲歡離合」，其實只有離才悲，合才喜，傷心過度只會讓自己身上的氣消失得更快，所以大家都說要「化悲痛為力量」，就是要讓人趕快脫離這種難過情境。但其實口說容易實踐難，建議大家除了凡事看開點，平時吃點黃耆，把甘草泡茶當水喝補氣之外，多多參與一些喜慶事務，或到戶外走走，讓自己高興點，才能緩解悲傷。

腎主恐

恐懼是對未來的事情感到害怕，害怕容易讓氣往下走，就像大便一樣，瀉下的氣就散失了，所以拉肚子後的人都很虛，相信很多人都有這種感覺。有許多人遇到害怕的事，都會形容「嚇到屁滾尿流」，就是這種道理。

因為腎主二便，又與「恐」有關，所以一些死刑犯要被處死前，會嚇得大小便失禁也是這種道理。因為一個人長期處在過度恐懼的害怕狀態下，腎氣容易敗散，也就是腎的固攝功能變差，只要腎功能變差，就容易出現大小便失禁的現象。

不少人喜歡做身體檢查，一旦檢查出有癌症跡象，最初多半出現否認的反應，後續出現恐懼、害怕的情緒。許多人後來死亡，並不是因為原有的疾病所造成，反而是嚇死的居多。

近來媒體報導指出，加拿大國家研究發現，每年的乳癌前攝影檢查篩檢，根本無助減少死亡率，由此可知道西醫也發現，檢查不是治療與預防疾病的萬靈丹，既然無助降低死亡率，又容易產生心理恐懼，我們又何必多此一舉，做些勞民傷財、損人不利己的檢查呢？

所以不要沒事到醫院要求醫師做最先進的檢查，因為結果除了「當下」沒事，增加心理負擔外；無緣無故接受輻射照射，更是「無形」的傷害。會說「當下」，是因為有太多疾病，在當時檢查不出來，後來證實才來怪醫師，多半已來不及了。更何況有的人在健檢發現癌症前，癌細胞不知已存在多少年了。由此可見，檢查結果是一種各說各話的羅生門。

一般常見病的中醫觀點與治療方法

感冒
頭痛
鼻炎與鼻過敏
癌症與腫瘤
高血壓與中風
糖尿病
青少年發育

感冒

二〇〇三年台灣爆發ＳＡＲＳ，國人從此壟罩在感冒疫情的陰影下；二〇〇五年世界各地又陸續有人類因禽流感而死亡的病例傳出，曾經一度造成西藥「克流感」缺貨，社會大眾人心惶惶。我以一個臨床中醫師的身分來看，在ＳＡＲＳ肆虐期間，除了人民生命被威脅，國家經濟幾乎停擺，大眾食、衣、住、行、育、樂各方面皆造成恐慌性影響；民眾不但害怕發燒，更害怕咳嗽，人與人之間最基本的情感交誼被嚴重撕裂，只因為一種新變種細菌的出現。

想當初，自己在醫院上班，醫院診間看不到以往人山人海的景象，取而代之是門可羅雀的場景。急診的醫護同仁裝扮，遠望（因為管制無法近觀）像是身在外太空，大家皆身著隔離衣、頭帶隔離帽，只要有疑似病患住院，閒雜人等均得迴避。

而我們中醫科醫師，裝備也不惶多讓。口罩、眼罩、護目鏡、手套等一應俱全，每當我們穿著這身防護裝扮來看病人，雖然模樣令人發噓，但也不免感嘆，醫病關係多了許多隔閡，中醫師看診該有的「望、聞、問、切」基本程序，以及「辨證論治」的中醫基本功，已被暫時拋到九霄雲外，只求暫時「隔靴搔癢」般地診治病人，並祈求安然順利度過這一段非常時期。

如今回想，當時的SARS疫情真的重創國人心理，也重創醫師自尊。因為剛開始的輕忽、不重視，到後來封院、隔離甚至死亡病例傳出，都重重打了台灣醫界一棍，整個醫界除了隔離措施外，幾乎束手無策。身為一個臨床中醫師，中醫雖是傳統醫療理論，但它畢竟經歷不少朝代的疫情考驗，也是祖先的經驗與智慧累積，大家若看過韓劇的《醫道》與《大長今》，便能更清楚知道中醫在防治疫情上，有其一套獨特方法，端看我們要不要使用它而已。

中醫有一句經典名言，「上工治未病」，意思就是上等的醫師，都是在治療疾病尚未發生之時，換句話說，就是現在的「預防勝於治療」。在大家在經歷過SARS肆虐後，面對流行感冒、禽流感等疫情，只要稍有一點風吹草動，就擔心像SARS一樣無法收拾。不過台灣氣候忽冷忽熱，變化迅速的溫差變化，讓感冒病人不斷出現；再加上禽流感疫情越演越烈，每隔一陣子，SARS陰影的恐慌彷彿再現，難道人們只能脆弱的束手就擒、坐以待斃嗎？

國人總認為疫苗是萬靈丹，認為只要接種感冒疫苗，就可避免所有感冒上身，當然包括禽流感等疫病；也有人認為，只要有了「克流感」藥物，就可高枕無憂？這種觀念要是正確的話，怎還會有已施打過感冒疫苗，但又感冒的現象呢？倘若「克流感」藥物真能抑制禽流感，又怎會有死亡病例呢？

記得二〇〇九年十二月十二日，是台灣全民施打H1N1疫苗的開始日。全國各大醫院一起面對政府的防疫政策，而中醫又再次於這波疫情中默不作聲，有時看看隔壁西醫耳鼻喉科門診人山人海，身為一個中醫師，每每遇到如此狀況，總有英雄無用武之地的感慨。

大約在東漢末年，我們可透過建安七子之一的王粲，其所創作的一首詩，看出當時時代背景：「出門無所見，白骨蔽平原。路有飢婦人，抱子棄草間。顧聞號泣聲，揮涕獨不還。未知身死處，何能兩相完。」大意是說，平常只要出門，看不到太平盛世所見的綠油油稻田，取而代之的，是一堆堆無心埋藏的屍骨。路旁有位挨餓的婦人，因為不知自己是否還能撐過今天，只好忍心丟下嗷嗷待哺的小孩，邊拭淚邊往不知名的明天前進。

俗云：「大災之後必有大疫」，東漢末年三國時期，戰亂不斷，飢荒瘟疫跟著蔓延。所幸當時中醫界有一位名叫張仲景的醫生，他將親身經歷與臨床所見所聞，寫了一本目前被中醫界視為經典的醫書《傷寒雜病論》。

《傷寒雜病論》序言提到：「余宗族素多，向餘二百，建安紀元以來，猶未十稔，其死亡者，三分有二，傷寒十居其七。感往昔之淪喪，傷橫夭之莫救，乃勤求古訓，博採眾方。」中醫治療傷風感冒，甚至流行疫病，都有一段悲慘且豐富的教訓經歷，把對抗流行感冒的經驗、體會寫成醫學著作，更可知中醫在防止感冒的歷史經驗中，是用一種可歌可泣的親身經歷，來換取救治的寶貴經驗。

《傷寒雜病論》一書寫在二千多年前，沒有西藥抗生素、克流感，更沒疫苗，當時人民面對流行感冒等疫情，似乎只能坐以待斃。這情況就像十幾年前SARS一樣，當時大家也都陷在一種恐懼中，不只西醫一時束手無策；連中醫在治療像感冒等傳染性疾病，似乎也隨著時間流逝，逐漸被一般民眾淡忘。尤其在今日台灣，甚至早前二〇〇三年SARS、二〇〇九年H1N1，中醫界似乎只能提供所謂的茶飲，安安民眾的心而已。

在更早年代，中醫另一本經典《黃帝內經．素問》也曾提到流感：「五疫之至，皆相染易，無問大小，病狀相似。」雖然當時沒有顯微鏡，也不知染病的是細菌或病毒，但中醫治療此類問題，有一定的解決方式。畢竟細菌病毒成千上萬，我們若只用西醫那一套多洗手、多量體溫，或自行在家隔離與施打疫苗，在我看來都是消極的應對方式，並不能減少疾病對人體的傷害。

近年看中醫的民眾，有逐漸增加趨的勢，但仍以痠痛理筋推拿居多。有時看到家長自己來看中醫，身邊陪伴的小孩在身旁頻頻咳嗽，詢問小孩怎麼不也來看看中醫？往往聽到的回答，多是已在隔壁看過西醫，或是中醫也能看感冒嗎？其實中醫對治療感冒的方法與經驗豐富；治療感冒的醫書也汗牛充棟，但在大家觀念裡，總抵不過西醫的抗生素與類固醇快速。

中醫觀點

中醫把造成感冒的病毒，都視為一種邪氣。中醫認為感冒的產生，就像入侵家園的敵人，雖然不知道敵人叫什麼名字，但還是能把入侵的敵人趕出去。不像西醫一定要明確知道病菌為何才能投藥。

因為病菌跑進身體裡，中醫認為是邪氣，所以**治療方法有發汗、催吐、洩下等方法，目的都是把病菌驅離體內**。由於大家感冒症狀不完全相同，所以張仲景就把他所看到的感冒，依進入不同人體所產生的不同症狀，進行一些歸納；然後再依症狀說明治療方式，和治療後的飲食注意事項仔細說明，可惜的是，這些寶貴知識只有相信中醫或懂中醫的人才能見到。

一般中醫，把感冒簡單區分為「風寒感冒」與「風熱感冒」二大類。風寒感冒治療，需要用辛溫的藥；風熱感冒的藥，則需辛涼的藥。藥性辛有發散作用，溫來祛寒，涼來清熱，治療方法很簡單，只要辨別是哪一種感冒即可。如果風熱感冒用辛溫藥，就像火上加油；風寒感冒用辛涼藥，就像落井下石，感冒症狀都會加重。

有一些人自認懂點醫書皮毛，就認為中醫很簡單，辯證論治不清，用藥治療方向錯誤，就以為中醫無法治療感冒，其實這都是非戰之罪。所謂辯證論治，是指根據病人不同體質，所產生的不同症狀，選用合適藥物。就像量身訂做的衣服，穿起來一定比買現成還合身，辯證論治就是這種發揮精神，所以中醫其實是一種人性化的醫學。

西醫治感冒不像中醫分類詳細，同樣病菌所引起的感冒，不管男女老少，都是用同樣的藥，頂多劑量不同。近幾年來，政府推廣流感疫苗，雖然大部分人接種後都沒事（可能劑量太少），但仍聽聞有民眾打完疫苗後出現嚴重後遺症，甚至死亡，原本立意良善的措施，頓時蒙上陰影。若你問我該怎麼辦？我會勸你看看中醫準沒錯。

相信大家或多或少都有感冒經驗，有人一感冒發燒，就趕緊看醫師；但也有人知道一般西藥只能緩解感冒症狀，且知道感冒是可自癒的疾病，不必刻意看醫生服藥，其實我個人觀點是見仁見智，沒有誰對誰錯的問題。只是在此要強調的一點是，藥物畢竟只是輔助，藥物運用得當，可以緩解感冒病情，但過分依賴藥物，把藥物當成是感冒萬靈丹，就是不對的方式。

此外，有人過去曾服食感冒藥物，因未能緩解病痛，導致對醫療或藥物產生懷疑和不信任感，拒服藥物緩解病情，其實這是一種捨本逐末的態度。一般民眾若能在有感冒前兆時，運用一些提身免疫力的自我療法，通常都有立竿見影之效；且用中醫藥來縮短病程，或防止疾病產生變化，也是一種很好的方式。

大家常對感冒這個「古董級」的毛病感到不屑，但就是這種輕忽，也讓它陪伴我們人類長久歷史，不曾被消滅掉。其實「感冒」是一種善變的傢伙，它往往以不同的面貌出現在我們生活周遭，只要一時不察，它可以對我們身體輕輕警告，也能大肆破壞，千萬別自視年輕力勝，對感冒的入侵不屑一顧。

感冒這疾病的壽命之所以長久，最大的原因，是在於我們輕忽的觀念與態度。回想一九一八年的「西班牙病毒」大流行，全球短時間內的死亡人數竟超過一次世界大戰的死亡人數。再把時間拉近一點，二〇〇三年的「SARS」在亞洲肆虐，居家隔離、醫院封館、甚至封城的傳聞甚囂塵上，也許你說「西班牙病毒」與「SARS」不是感冒，其實這就是它的拿手絕活，不斷狡猾地換名改姓，甚至帶上面具，讓我們害怕到無所適從。

面對現在最火熱的「禽流感」，如果單靠「防堵」，除了耗時費力，是否有人想到，我們老祖宗對抗感冒疾病的態度與方法？防堵、滅絕，絕不是良策。現今許多癌症（如E-B病毒可引起肝癌），雖然很難釐清與過往感冒時吃西藥有無關連，但彼此絕對脫離不了關係；現在過敏疾病那樣多，難道與感冒後的治療處理毫無關係？這都值得我們更進一步去探究。

感冒，又稱傷風、冒風，是風邪侵襲人體所致的常見外感疾病。臨床表現以鼻塞、咳嗽、咽痛、惡寒發熱、全身骨節酸痛為症狀。由於感受風邪（細菌、病毒）不同、個人體質強弱不一，因此證候可表現為風寒、風熱兩大類，並夾雜有濕氣、暑氣等其他症狀，及體虛感冒的差別。

如果感冒病情在一個時期內廣泛流行，就稱之為「時行感冒」，西醫學的上呼吸道感

染，均屬於中醫的感冒範疇。西醫學認為，感冒是人體受涼、淋雨、過度疲勞等因素，導致全身或呼吸道局部防禦功能降低，原已存在於呼吸道，或從外界侵入的病毒、細菌迅速繁殖所引發的疾病，以鼻咽部發炎為主要症狀表現。

感冒一般以病毒侵入身體最常見，好發於鼻腔及咽喉部位；部分抵抗力較差的病人，可能合併細菌感染，造成更大不適。臨床常見症狀有發燒、怕冷、頭痛鼻塞、流鼻水、打噴嚏、喉嚨痛等；**如果是因流行病毒引起，它發病會更迅速，傳染力更強，就像禽流感一樣，一般被稱為「流行感冒」**。

中醫有一句名言：「正氣內存，邪不可干」，意指只要自身抵抗力夠，任何細菌、病毒都不易侵犯；換句現代醫學語言，就是「預防勝於治療」。中醫看病就像量身訂做衣服一樣，中醫師透過「望、聞、問、切」等診斷步驟，蒐集個人病況資料，再經過綜合性分析，最後開出最適合此病人的藥方。如此對症下藥，當然藥到病除。

許多人常反覆感冒，看了許多醫生，吃了不少西藥，有時情況未見改善，反而因吃西藥，出現如心悸、胸悶、失眠等副作用。其實感冒以病毒引起最多見，但全世界有多少細菌、病毒，西藥所使用的抗生素、克流感，只針對少數病毒群，要是感冒所引起的病毒群，是在這些西藥所能殺死的範圍外，當然感冒不易治好。這就像買衣服一樣，訂做的總比買現成更合身，所以中醫治療感冒，也是以類似量身訂做衣服的方式，來看待每一個感冒的人。

中醫的簡易預防法

以下我們根據一般感冒所產生的各種症狀，提供一些自我簡易療法，供大家參考使用。

一、消毒預防法

①醋

《本草綱目》記載：「消癰腫、散水氣、殺邪毒、理諸藥、消毒。」用醋熏住家週遭環境，可殺菌消毒。

記得SARS期間，中國大陸有許多民眾都使用醋來消毒預防，一度還造成缺貨，足見其功效。一般也可將醋稀釋用來漱口、飲用，均可避免或緩解咽喉腫痛。醋與水的稀釋比例為醋一比五。

②艾草

將艾草點火燃燒，使其環境煙霧瀰漫，可避免細菌、病毒上身。

SARS期間，一般西醫診間都用消毒劑消毒，唯獨我們中醫科用艾條點燃熏燒，依舊安然度過；且中醫科內醫生幾乎整日浸泡於此煙霧中，除了增添些許神秘感之外，幾乎很少人感冒，相信這種方法，絕對比打疫苗更有效。

二、按摩預防法

在感冒出現全身症狀前，就會有一些如打噴嚏，鼻子發癢，流清涕，頭昏或脖子僵硬等症狀。此時可將一手自然彎曲，緊貼於後頭部，以枕外粗隆及其下的風池穴為重點，用拇指及食指，來回用力摩擦或用力按壓，必要時可塗抹一些萬金油，有散風寒、止頭痛的功效。

三、熱水預防法

感冒在西醫觀點，認為是病毒或其他細菌所引起的；中醫則將感冒原因歸咎於著涼受風邪。所以用熱水燙腳，讓身體發熱出汗，風邪也會跟著排出，是防治感冒較好的方法。方法是拿腳盆盛約四十三℃熱水，雙腳浸入，熱水要把整個腳背淹沒，整個燙洗過程的水溫，一直保持在四十二℃左右，大約經過十分鐘，全身就會少量出汗。

四、薑茶飲預防法

準備生薑片五至十片，黑砂糖約十五克，水五百ＣＣ左右。先煮黑砂糖，水沸後，再加入生薑片，小火滾十分鐘即可。趁熱溫服，可發汗退燒，袪風散寒。

五、刮痧預防法

可使侵襲身體的病邪藉由刮痧排出，且不使病菌進一步往內傳。刮痧時，通過疏通的穴道，達到調和內臟氣血、陰陽調和的功能。可引病菌外出，以減輕內臟損害。刮痧後出現皮下出血，經過再吸收後，可使組織迅速修復。

六、漱口預防法

茶葉含有單寧酸，具有殺菌功能，能增強身體抵抗力。鹽水是細菌病毒不喜歡的環境，在感冒流行季節，多用鹽水或茶水漱口，細菌病毒便過不了口這一關，相信比一般漱口水更有效，醋除了熏蒸，用於漱口也不錯。

七、洗手預防法

健康的人與感冒患者握手，或接觸感冒患者摸過的物品後，就會把感冒病毒沾在自己手上而患感冒（前提是當然這位健康者的抵抗力也很差）；且這些感冒病毒，能在健康者手上存活約七十個小時。因此要隨時洗手，切斷感冒病毒的傳染途徑。

中醫的飲食療法

「民以食為天」、「病從口入」，這些道理大家都知道，因此常可聽到一句「藥補不如食補」，主要是指無論達官貴人或是販夫走卒，誰都離不開食物補充能量。所以在感染疾病前或染病當下，若能利用平常所食用的食物，去除外來細菌、病毒並提昇免疫力，其效果可能比事後用藥治療來得更有效。

當然，在吃感冒自療方之前，要先了解中醫在感冒症候上的簡易區分，以及自己的體質是屬於哪一種，以免「方不對症」，造成火上加油的感覺。以下簡易分類是讓讀者先了解自己自己的症狀，在藉由辨認體質（詳細可參看前面所述），來依照體質服用下列所介紹的湯方或食療。但對自己體質仍有疑問，或病況真的嚴重時，還是得去看醫師，以免延誤病情。

■**風寒證**

常見症狀有嚴重怕冷、發燒輕微、不易流汗、頭痛、四肢酸痛，容易鼻塞、流清涕、咽癢、咳嗽聲重、痰色白稀薄、口不渴或喜熱飲等等。

■**風熱證**

常見症狀有輕微怕冷、發燒較重、容易流汗、頭脹痛、容易鼻塞、流黃濁涕、咳嗽聲啞、咽紅腫痛、痰色黃白相兼黏稠、口乾喜冷飲等等。

一般說來，若是人的體質為陽虛型，遇上感冒較容易造成風寒型症狀；陰虛體質者，以風熱型感冒較常見。當然這只是一般定律，畢竟感冒病毒不是人，它們不會乖乖按照書本定律來演變。

若以西醫觀點來區分，**風寒感冒多為濾過性病毒引起居多；風熱感冒可能為濾過性病毒夾雜細菌引起**。感覺上似乎風熱型感冒比較嚴重，但事實上，風寒型感冒一拖久，也會轉化成風熱型感冒；風熱型感冒也會轉化成風寒型感冒。因此中醫對感冒治療，有多種治療方法，以應付感冒的多變性。但前提是要找對方法和用對方式，才能澈底改善，亂槍打鳥隨便治療，是無法早日康復的。

以下提供的湯方或食療，請各位讀者依上述簡易體質判別，審慎使用。應該在感冒尚未上身或剛上身時，就可有效阻止感冒可能對身體造成的傷害。

■**適用陽虛體質、風寒感冒**

方①：取大蒜、生薑各十五克，切片加水一碗，煮至半碗，臨睡前加紅糖適量，一次服下。

方②：取新鮮香菜三十克，黃豆五十克，加水二碗半、煮至一碗半，用食鹽調味服食之。

■**適用陰虛體質、風熱感冒**

方①：生梨一顆，洗淨連皮切碎，加冰糖隔水蒸服。

方②：白蘿蔔二百五十克，洗淨切片，加水三杯煎至二杯，加白糖少許，趁熱服下一杯，半小時後再服一杯，或取蘿蔔洗淨切片，加麥芽糖二至三匙，一夜後溶水，分次飲服。

方③：取薄荷三十至六十克，蔥白十至十五克，加水煮服。

■**適用陽虛體質、流行感冒**

方①：生薑五片，蔥白七根，茶葉三克，砂糖十克加水煎，趁熱服，服後蓋被出汗。

方②：蔥白七根連根葉，生薑五大片，搗碎，加白米二十克，水三碗，熬粥二碗，醋五CC，趁熱服下被取汗。

方③：大蒜十八克，蔥白十八克，生薑十五克，洗淨切碎，加水適量煮湯喝，喝後蓋被取汗。

■適用小兒感冒

方①：每次用蔥白五根，洗淨剖開，加入牛奶五十毫升，放入大杯內加蓋，隔水蒸熟，去蔥後，倒入奶瓶內，餵嬰兒飲服，每日三至四次，連服二至三天。（適用陽虛體質感冒的兒童）

方②：新鮮香菜三十克，洗淨，黃豆十克，洗淨後，先將黃豆放大鍋內，加水適量，煎煮十五分鐘後，再加入新鮮香菜同煮十五分鐘，去渣喝湯，一次或分次服完，服時可加少許食鹽調味，每天一劑。（適用陰虛體質感冒的兒童）

■感冒的觀念誤解

①感冒時不可用補，不然感冒會更嚴重。

感冒也許病源相同，但在其他人身上，可能會因體質不同，產生不同症狀。有人身體極端虛弱，就是因為抵抗力不足才感冒，這類的病人可以用中藥調補，吃吃人參，而中藥中還真有參蘇飲、人參敗毒散這類治療氣虛型的感冒。

②感冒時要多喝水，才能讓細菌病毒從身體排泄出去。

感冒時身體機能不像平時的健康狀態，所有代謝機能也不太好，身體一來要修養生息以應付病菌，本身體能已不太足夠，還要分心去管理水分代謝，當然身體恢復的速度就會減緩，所以**感冒時多休息就好，不需多喝水**。

頭痛

頭痛是一個歷史悠久的毛病，從遠古時代至今，不論王宮貴族到平民百姓，都可能無法倖免於頭痛的困擾。在中國醫學歷史中，最有名的例子就是曹操的頭風痛，每次頭痛發作起來，幾乎痛到快要了命，就連當時的名醫華陀，也只能用針灸緩解曹操的頭痛症狀。假如當時曹操接受華陀開腦的建議，也許整個三國的歷史會就此改寫。但歷史就是這樣，貴為曹操這般的王宮貴族，一樣飽嚐頭痛之苦，可見這個毛病並無貴賤之分。

我自己也常在臨床診間，看到因為頭痛求診的病人，除了因感冒引起的頭痛之外，大都是長期飽受頭痛之苦，看過西醫只能暫時壓制疼痛，但無法有效根除，所以轉而看中醫尋求改善。

有的頭痛病人，會透過腦波檢查、電腦斷層掃描來釐清頭痛病因，但多數沒有結論。其實要是我，我不會如此想。因為透過儀器檢查，多半只能找出器質性問題（器官問題），一些功能性問題（如壓力、循環、失眠）等因素所誘發的頭痛實在太多，很難用儀器來判定詳細病因；更何況接受太多輻射性檢查，難保不會讓頭腦產生如腦瘤等其他病變。

其實遇到此類患者，利用中醫治療，大多可獲得意想不到的緩解。我也常常對患者說，若要做腦部斷層掃瞄，倒不如去日本福島一遊，至少還可以看看風景。一味追究要找出個所以然，往往真的「心想事成」，到時才痛哭流涕接受治療，豈不是更悽慘。

中醫觀點

頭痛以今日醫學來說，從頸部以上，包括臉，都叫頭痛。非正式的統計預估，全台灣超過十萬人以上天天在頭痛；而每月至少發生一次的比例，超過六成，而多數人解決此一問題的方式，就是靠吃止痛藥解決。

西醫觀點認為，超過九成以上的頭痛患者，是因緊張性頭痛與偏頭痛所引起的不適；其中又以緊縮性頭痛最為常見，每十人就有九人發生；另外偏頭痛發生比例，女性又比男性多，追究原因不外乎是壓力與生理期所引起，所以處理方式，多半以服用止痛藥或打止痛針來解決。

但是中醫的方法就不太一樣，且治療方式很多，從吃藥，針灸、拔罐、按摩、到放血，除了不對腦部開洞，幾乎都可達到「藥到病除，其痛若失」的效果。其實很多小毛病，剛開始都很輕微，因為輕微就疏忽；疏忽就容易加重病況，最後不是落得像曹操一樣抱疾而終，就是束手無策地與頭痛共存。

中醫的簡易食療法

其實一般中醫治療頭痛的方法，會根據不同類型，而有不同的施治方法，像針灸、按摩、拔罐等，但因為比較專業，在此略過。以下只介紹一些簡易食療法，供大家參考。

芎防茶

將川芎、防風、茶葉各九克，直接用沸水沖泡，每日一次，當茶飲，適用於風邪感冒引起的頭痛。

決明子茶

將決明子五十至一百克用沸水沖泡，每日一次，當茶飲。藥渣也可研細，敷貼於太陽穴處。適用於生氣、暴怒、火氣大、壓力大、失眠、煩躁引起的頭痛。

蓮夏飲

將蓮子心十克、夏枯草三十克直接用沸水沖泡，每日一次，當茶飲，適用於高血壓引起的頭痛。

鼻炎與鼻過敏

每當季節交替時，鼻炎、鼻過敏的人，總是飽受困擾，不是眼睛癢就是鼻子癢，有人整天噴嚏打個不停；也有人鼻塞、頭重、頭痛、咳嗽不斷；嚴重的還容易引發氣喘，讓人痛不欲生。找西醫看病，總落得「此病不能根治，只能處理症狀，嚴重時只好手術來緩解症狀」等無奈說法。因為症狀像感冒，但又不像感冒來勢洶洶，不經意地悄悄出現，讓人防不勝防。

中醫觀點

過敏性鼻炎幾乎是台灣現代小朋友的常見毛病，許多父母常誤以為是感冒，結果藥吃一吃，反而抵抗力變更差。原因就是吃太多抗生素，改變了小孩的免疫機能。

其實**鼻過敏問題，與個人體質息息相關**。在同一環境中，有人為此毛病困擾，但有人卻相安無事。追究原因，可發現此類疾病，以寒濕體質者居多。若平時飲食不注重食物冷熱性，以為營養就好，大量吃生冷瓜果，又在炎熱夏天拼命吹冷氣，時間一久，就會讓身體產生寒性體質。

通常遇到季節轉換，過敏性鼻炎患者就會大增，看西醫多半只能壓制症狀，根本於事無補。相同的情況下，若能即時使用中醫方法治療，往往能迎刃而解，過敏性鼻炎並非西醫所講的那麼無法根治。

中醫之所以有自信宣稱根治過敏性鼻炎，最釜底抽薪的方法就是改變體質。許多患有過敏性鼻炎的人出國旅遊，鼻炎症狀常瞬間消失，最主要原因，多是離開台灣北部濕冷氣候的環境，才獲得改善。由此可見，外在濕冷環境，再加上體內濕冷體質，都會讓過敏性鼻炎的患者，有雪上加霜的結果。也難怪看西醫的鼻過敏病患，都會有無法根治的感嘆。

中醫療法

有鼻炎、鼻過敏問題的患者，多半體內寒氣重；再加上飲食觀念與生活習慣上的偏差，攝取太多寒涼性質的食物，就會使病況加重。若要改善、根治此毛病，應把排除體內寒濕之氣，列爲首要治療重點。

■ 按摩法

以拇指、食指點按壓穴位，選擇以大腸經、肺經為主，如迎香、足三里、合谷等穴位。

■ **拔罐**

以背部膀胱經為主。

癌症與腫瘤

前一陣子，幾個影歌星相繼罹癌殞逝，空留粉絲無限懷念，也讓人感慨與不勝唏噓。聽到這些新聞，我總會觀察一下他們治療過程的相關新聞。

一個是香港影星午馬，有新聞報導指他發現罹癌後放棄化療，選擇在僻靜的地方安度晚年，結果依舊不敵病魔摧殘，報導中語氣帶點惋惜，好像接受化療就可以延年益壽、戰勝病魔似的。

另一人是「青蛙王子」高凌風，離世消息同樣讓人震驚。媒體對於高凌風過世的報導，多集中在他的生前事蹟，治療過程著墨不多。我只在報紙小角落，看到報導寫高凌風起先拒絕化療，只想接受宗教靈療，後來擋不住家人苦勸才接受治療。短短一年多，化療讓他不成人樣，壽命似乎也沒有跟著延長，但媒體隻字未提，沒有像午馬一般，還介紹一下沒經過西醫治療的結果，可見接不接受治療，結局似乎都相同，只有最終生活品質不一樣而已。

癌症與腫瘤，近年位居國人十大死因之首，彷彿看到這類疾病，就等於宣判「死刑」，所以定期檢查與積極治療，是正規預防之道。但是中醫呢？多是在西醫主導下，結束所有一切治療（手術、化療、放療）之後，才勉強能成為癌症病人的最後希望。但多數民眾認為，中醫無法登上「科學」檯面，無有利數據幫助癌症治療。雖然中醫處境如此，但我還是想說明中醫是如何看待癌症疾病。

中醫觀點

人體在這大自然是渺小的，生命不該像機率一樣計算數字與存活率。臨床上看過許多癌末病人，總是在向上天多要一點時間，打從知道罹癌後，病人自己心理上，或多或少會有陰影，其實這往往是這類疾病「變好與惡化」的最大轉折點，人性總有太多弱點，才讓癌細胞有機可乘，甚至演變到後來難以控制的重症。

在大自然裡，所有生命都要在適合的地方才能壯大，身體的細胞與組織也是如此。身上之所以會有癌細胞與腫瘤，都是身體先製造了讓癌細胞長大的機會與環境，才會衍生疾病，所以只要去除讓癌細胞坐大與蔓延的機會，它當然會變小也會變少。

防堵癌症的道理就像種香菇一樣，香菇雖然都是從木頭上長出來的，但是只要把潮濕的木頭搬到太陽下曝曬，經過一段時間後，同樣一塊木頭還能長出香菇嗎？其實會長癌的身體，就像長了香菇的木頭，去除香菇在木頭上毫無止境生長的方法很多，最直接的方式就是摘除，但只要木頭的潮濕環境依舊，時間一久，香菇依舊是春風吹又生。

而西醫治療癌症的方式，絕大部分是類似上述方法，直接開刀切除癌細胞或腫瘤，然後再加上放射線和化學治療，以趕盡殺絕的方式消滅癌細胞。初期癌細胞在身體裡的指標數據當然都很好，但這不代表不再復發，其實多數癌症病人，都是在走相同的治療路，最後結局都是可以想像的。

另一個方式，是澈底改變體內適合癌細胞生長的環境，就像把長香菇的木頭搬到戶外，讓陽光可以曝曬，讓風可以吹拂，很快地，香菇就會逐漸萎縮而變小，時間一久香菇就會消失不見，但是木頭依然還是健在。所以身上的「癌、腫」在使用中醫治療下，可使原先日益變大的癌細胞，慢慢變小，甚至消失。

我曾看過一個不斷長巧克力囊腫的病人，每次在長了囊腫就開刀的夢魘中反覆循環，後來尋求中醫，短短不到三個月，就完全改變原本好發的巧克力囊腫現象，連西醫也感到意外。其實中醫的方法很簡單，只要改變讓囊腫好發的條件，當然就沒有讓囊腫繼續生長的環境。所以我常秉持著「東西會變大，也一定會變小」的想法，不斷幫助有癌症、腫瘤問題的朋友，希望中醫能給他們更多幫助。

被西醫宣布罹癌，除了當事人痛不欲生外，家屬也一定會陷入愁雲慘霧。這時，不少病人突然完全改變原有的飲食方式，大吃生機飲食、生冷瓜果，以追求清淡或餓死癌細胞為考量；並被迫積極接受如手術、放療、化療等西醫霸道式的醫療。一系列治療下來，患者不但得面臨罹癌的心理打擊；還得承受治療造成的掉髮、腹瀉、口腔潰瘍等痛苦。以為只要忍受痛苦，就可一舉殲滅癌細胞，只可惜，身體再好再壯，幾乎很少人能完全躲開病魔的可怕糾纏，而最終走向死亡。

其實癌症事出必有因，生活中太多的食物添加物，可能是原因；但有更多的，是民眾對一般小病或感冒的輕忽，再加上生活作息紊亂與顛倒，沒得病也是很奇怪的事。

中醫經典醫書《黃帝內經・素問》有句很經典的對話，我想應該可以為罹患此病做些註腳：「今時之人不然也，以酒為漿，以妄為常，醉以入房，以欲竭其精，以耗散其真，不知持滿，不時御神，務快其心，逆於生樂，起居無節，故半百而衰也。」幾千年的話語，套用在今日，根本就是真知灼見！文中把現在人飲食起居的種種惡習，描繪得絲絲入扣，相信古人不只是先知，更是聖人哲理。

罹患癌症的原因多元又複雜，我個人認為還有一個最大主因，是大家對西醫藥物的姑息與濫用。處於科技發展快速的年代，許多人就連生病，也講求要迅速痊癒。所以自從西醫東漸後，大家對中醫完全改觀，常使用抗生素來解決傳染疫疾，用類固醇減少病痛，身體器官、關節久了不堪使用，就用人工移植手術替換，甚至原本的外表，也可以靠手術改頭換面，有誰能抵擋西醫如神仙般的效力？

大家都知道，感冒生病看西醫比較快，越是門庭若市的診所，用藥劑量之重與恢復之快，讓人嘖嘖稱奇。但大家是否想過，為何自己總是甩不開感冒流行期，每次感冒都參與到？有人之所以感冒好比較快，都是因為身體被藥物壓制了，以為身體康復，其實病毒只是暫時沉潛，伺機等待下一次機會到來。癌症與腫瘤，是不是受到疾病反覆壓制，日積月累造成的腫塊？野火吹不盡，春風吹又生，癌症的開始與復發，不也都是在這種狀況下出現嗎？

另一個讓罹癌患者迅速踏上死亡之路的原因，我個人認為，積極抗癌恐怕是關鍵之一。因為手術去除癌症腫瘤，表面上快速，但其實承擔的風險最大。一個正常的健康人，光在手上畫一刀，就可能痛上好幾天，更何況是在器官上動刀切除；又因為癌症病人體質比正常人虛弱，再加上手術切除癌細胞，無疑是雪上加霜。

有的癌症病人在手術後能迅速恢復體力，已經是萬幸，卻還要被限制補品飲食的攝取，因為擔心癌細胞，會藉著營養補給而死灰復燃，就因為這層考量，反而讓孱弱的身體，往生命終點更邁進一大步。既然早晚都得走這條路，何不放開懷，用輕鬆、更人性化的照護方式去應對，搞不好還真能有奇蹟出現！

西醫對癌細胞的觀點，總是除惡務盡，癌細胞一個都不能放過。誰知這一「除」，有多少人的性命也跟著一起被除掉！其實知道化療的人，或接觸過化療的人都知道，這是一種很「毒」的西藥，最大缺失就是藥物不長眼睛，一旦身體用了藥，幾乎細胞好壞通殺。所以化療後腹瀉、沒胃口、掉頭髮、噁心、嘔吐等不舒服症狀全都來，但身體有多少好細胞能跟著壞細胞一起陪葬呢？「決戰境內，是玉石俱焚；決戰境外，才有一現生機」，但現在有多少人能體會。

治療癌症，就像戰爭所產生軍事行動。戰爭爆發時，沒有任何一個國家會希望發生在自己的領土上，所以「決戰境外」是終極的目標。同樣道理，所有西醫治療癌症，都是用極毒的抗癌藥物，想殺死身體的癌細胞，但是這類藥物都是在體內作用，就像原子彈一樣，殺傷力極強，可殺死癌細胞，也一定可以殺死好細胞。許多人在手術後沒多久就進行化療和放射療法，這對虛弱的身體，無疑是一種重大傷害，許多人撐不滿療程就一命嗚呼了，而大家卻一直輪迴在這種幾乎毫無勝算的戰役中。

另一個問題，就是缺乏有效「後勤補給」的觀念。前線已經無可避免地展開生死存亡之戰，但後方補給（家屬群），卻不斷限制提供營養補給品，所有肉類或營養品，幾乎不給癌症病人吃，病患只能接受一些清淡的有機蔬果，原因是怕提供太好的營養品，會被敵人（癌細胞）搶去，用這類消極方式來對抗病魔，真正倒楣的還是病患本人。

大家可以去看看在醫院接受化放療的人，哪個人不是骨瘦如柴？以這樣的身軀去對抗病魔，無疑在逼人跳火坑。這種情況就如同戰場前線，彈藥武器已經不足，還要限制精良武器支援，因為害怕武器被敵人搶走，這無疑是鴕鳥心態，難怪在對抗癌症的這種戰役中，很少人能夠是贏家。

中醫抗癌的觀念就不是如此，有句話說：「正氣內存，邪不可干」，意思是說只要自身抵抗力佳，任何細菌病毒都侵犯不了。**癌細胞本身，一開始就是自己體內的細胞，是身體免疫機能出了問題，才讓它無限制擴大。**

所以癌細胞一開始也許只是一時亂了秩序，並非十惡不赦的壞份子，初期發現時，可以用溫和的調補方式，提供身體該有的體力，以增加免疫力，因為只要增加自身防禦功能，怎會擔心癌細胞的擴大和入侵，可是會這樣做、敢這樣做的人並不多，所以中醫今日在幫助癌症病人的模式，已經淪為在幫西醫作放化療後緩解副作用的角色，有多少人相信中醫能治療癌症？最大原因都是不了解中醫的角色與能耐吧！

中醫療法

癌症在中醫的治療方法，首先是提升自身的免疫力。「人必自侮而後人侮之」，要澈底改正一些開夜車、逛夜店等的熬夜習慣，否則把自己體力與抵抗力搞差，癌症或其他疾病不上身也很難。

另外，飲食做到定時定量有節制，才能健全脾胃功能。既然不幸得了嚴重的腫瘤疾病，心理建設也不可少。許多人一聽到得了癌症，就像被宣判死刑一樣，心情一低落，勢必會減弱臟腑該有的功能。

其中，首當其衝的是「肝」。先前提過肝的生理功能，相信大家也理解「肝藏魂」的效果。若有看過《封神榜》，就知道人有所謂的三魂七魄，知道罹癌這項噩耗後，很多人的魂魄可能跟著被嚇跑；又因中醫認為木剋土，肝失去原有功能後，會間接影響脾胃功能。如此惡性循環，身體該有的氣血營養與防衛功能受牽連，無食慾、沒胃口，把自己身體變成風中殘燭一般，岌岌可危。

因此，我認為**脾胃功能的維護，是抗癌的首要重點**。脾胃是後天之本，後天之本健全，才能對抗癌症。所以癌症患者飲食要均衡營養，蔬菜、肉類都該攝取，不要偏頗；也**不要因為罹癌而改吃素**，因為素食對已經虛弱的身體，提供不了太多幫忙，反而會加速癌細胞蠶食鯨吞的速度。

再來是睡眠，生活起居要正常，這句話是老生常談，卻十分重要。晚睡對身體是一大致命傷，會影響身體臟腑該有的運作。睡眠的目的就是要讓身體有所休息，休息過後，身體才會恢復生氣。其實，**氣血循環也是造成罹癌的主要原因之一**。當血液循環不順，產生淤阻，癌症腫瘤就可能累積擴大，作息顛倒或晚睡，打破原有生理功能，讓自己跟大自然做對，如此逆天而行，最後倒楣的都是自己。

有的人在罹病之後，聽從許多意見，以為運動可以強身，也開始拖著虛弱的身子跟著做運動，而且風雨無阻。雖然「要活就是要動」的道理沒錯，運動也可以增加新陳代謝，但也要視自己體能狀況而做。畢竟運動多半是耗能行為，把身上有限的氣力，拿去刻意運動，最傷的還是自己。

由於癌症種類繁多，無法一一描述該注意的事項，但是總體歸結，就是一個「虛」字。中醫針灸按摩等方法，對癌症腫瘤治療都能有幫助，以下簡單介紹一些適合癌症病人的膳食，請大家酌情參考。

人參山藥粥

將人參十克，淮山藥三十克，白米一百克加適量水，以小火煮熟服食，可益氣健脾，納氣止咳平喘，其中淮山味甘補脾，可治因癌症造成肺脾兩虛之慢性咳嗽。

陳皮茯苓粥

將陳皮十克，茯苓三十克，白米適量加適量水，小火煮熟即可食用。陳皮，止咳化痰；茯苓，健脾祛濕。適合癌症造成的咳嗽痰多，痰色稀白。

薏仁杏仁粥

將北杏仁十克去皮，連同薏仁三十克，白米一百克一同加適量水，煮成粥即可服用。可祛濕、化痰止咳，適合癌症造成的咳嗽痰多，痰色白而質稠。

白果五味粥

將五味子六克、益智仁二十克用布袋包好，白米一百克淘淨，加適量水與白果十二克一起煮成粥。去藥袋後，調味飲服。能斂肺止喘，其中白果甘苦溫，溫脾益氣、定喘止嗽；五味子性溫，專收斂肺氣滋腎水；益智仁，濇精固精補腎。適合癌症造成的久咳體虛，喘氣不止，心悸心慌與腰酸無力。

高血壓與中風

說高血壓是現代文明病，一點也不為過，人只要上了年紀，或多或少都會面臨這疾病的糾纏，一旦確定生病，西醫能幫助患者控制血壓，也能控制得很好，但就得吃藥控制一輩子，無法擺脫。要完全治癒高血壓，可就很少聽聞了。

造成高血壓的原因很多，大家多半靠藥物，把高血壓患者的血壓值「控制」在標準範圍，就認為是一種心安，但這絕不保證永不中風。許多現代慢性疾病，經過西醫治療後，有多少被治癒的數據？結果還是慢性病越來越多，藥物越吃越多，也越吃越重。疾病越來越多，要如何完全治癒？依舊無解。

西醫把高血壓區分成「原發性」和「繼發性」二種，但是造成高血壓的原因為何？西醫回答多是原因不明。雖然不知致病原因，但西醫還是很有本事地讓血壓控制在標準範圍內，因為只要血壓數據漂亮，一般病患或家屬就不會責怪醫師。

西醫採取的對症療法，雖然不知道造成高血壓的原因，但可以用擴張血管的方式，讓身體血壓下降，表面上血壓降低了，但也把許多可能造成身體上的不適原因掩蓋了起來，降低人體自身的防禦機能，讓自己暴露在許多疾病風險中而不自知。

我常在診間遇到病人才一坐下，就立即要求量血壓，看看現在的頭暈、頭痛是不是高血壓所引起。其實我能理解這是怎樣的思維，指導醫師用血壓器的數值來判斷病情，把診斷權讓給機器，這是用血壓數據來判斷自己的病情，還是以為量血壓可治療高血壓？病人的心態，無非是想要求得一個「心安」而已！

許多人量血壓，最大的治療功效大概就是心理作用吧！有的患者只要測量結果正常，即便身體依舊不舒服，他們寧可相信數據，也不願正視自己身體的不適。就算我好說歹說解釋，還是無法得到他們理解，因為他們深信，常量血壓可以保持身體健康，不會有中風問題。

量血壓已成為大家日常生活中的一種共識，我倒覺得這是一種類似保險的行為，因為量了血壓，可以立即知道血壓高低，就像買了保險會安心一樣，但保險可不是永遠保證你沒有風險，**疾病是要治療的，不是光控制就好**。

太多人把高血壓當成一種疾病，以為它是產生其他疾病的罪魁禍首，其實此觀念本末倒置，因為一個人進行上下樓梯、運動，甚至高空彈跳、跳傘等等激烈活動，都會造成血壓上升，難道遇到這些狀況，都應該要降血壓嗎？西醫不太肯追根究柢去探討引起高血壓的原因，只迎合大家追求數據的心理，當然面對這一症狀，只有「控制數據」一途了。

中醫觀點

以中醫觀點來看高血壓，它只是一種症狀，只要找出造成血壓高的主因，去除主因，血壓自然會降低。像是感冒、肝風內動等因素，都會造成高血壓，中醫去除感冒的不適，血壓相對就會降低，這樣才是真正在治病。

有時病人出現頭暈腦脹、四肢發麻，甚至腸胃不舒服等症狀，都會造成高血壓，但是中醫對這類高血壓產生的狀況，主張治療因人而異。首先會分析你是什麼原因造成血壓升高，然後再對症治療。如果是肝陽上亢造成的血壓高，即腎的陰液不能滋養於肝，讓肝的陽氣偏旺而上揚，造成頭眩、面紅、耳鳴等症狀，就用育陰潛陽（滋養陰液來壓制陽氣）的方式，讓失衡的身體恢復平衡；如果是脾胃虛弱造成肝陽上亢，可透過益氣健脾的方法來改善；若是血脂特別高，就用活血化瘀的方式，讓血壓、血脂降下來，以用藥、針灸或按摩都可行，不需要靠長期吃藥來「控制」血壓。

常常有人覺得中醫治療的速度太慢，其實並非如此。西藥可以短時間內讓血壓降到正常值，表面上症狀應要解除，但很多人血壓雖然下降，身體的不適症狀依舊存在，更何況西藥的降血壓藥要吃一輩子，整體時間拉長，治療速度有比較快嗎？冰凍三尺，非一日之寒，大家可曾想過，為何中風病人在中風一次後，還有第二次、第三次呢？答案應該是長期吃西藥控制後，造成的掉以輕心。

中醫強調治本，有些慢性病治療急不得，尤其目前很流行的「三高疾病」，長期注重檢查數據的控制，只是讓病人像水煮青蛙一樣，慢慢邁向危險深淵。選擇中醫治療，會針對不同原因造成的高血壓，給予不同治療方法，表面上雖不如西藥降壓速度快，但卻可以治好高血壓這個疾病。因為中醫針對的，不單單只有高血壓這個症狀，而是從整個人的全身狀況去評估，只要改善全身臟腑的失衡現象，通常身體好了，血壓就會正常。

許多人都天真地以為血壓如果太高就會中風，但大家有想過血壓低就不會中風嗎？把人體當成機器，血壓高就吃藥讓它降，若降太低就再減低劑量。我在臨床看過太多這種實際案例，把調血壓當成例行公事，難怪長期吃藥控制下來，每個人都像機器人，失去該有的身體活力。

根據衛生署所公布的國人十大死因，其中腦血管病變死亡，排名僅次於腫瘤（癌症），可見腦中風盛行率的可怕。腦中風，簡稱「中風」，由於發病急遽，一如風之善行而數變，突如其來，防不勝防，來去如風，故名「中風」。腦中風，古稱「卒中」，首見於《黃帝內經．素問．本病論》：「民病卒中偏痹，手足不仁。」

現代醫學的「腦溢血」、「腦血管破裂」、「腦血栓形成」、「腦血管栓塞」、「腦梗塞」、「腦血管痙攣」等，以及中醫的「偏痹」——偏癱，所謂「手足不仁」、「半身不遂」、「口喎眼斜」等中風後遺症，都是腦中風的症狀。

中風一般被認為是高血壓出現後，所產生的另一種疾病，其實中風才是疾病，高血壓只是一些生理或病理產生的症狀而已；換句話說，高血壓只是身體某些機能出現狀況時的訊號。就像大樓裡發生火災，警報鈴聲大響，但大家都只想趕快把鈴聲關掉，而不去注意到底哪裡發生了火災，等到發現時，早就為時已晚。中風也是如此，西醫只顧著控制血壓，等到哪天失控，中風就產生了。

如同高血壓，西醫也把中風區分成二類，分別是「出血型」與「梗塞型」，顧名思義，一種是腦血管破裂，一種是腦血管阻塞，都可能會造成腦細胞因缺氧而壞死，進一步影響身體的行動、語言等能力，嚴重者甚至可能死亡。至於病情嚴重程度，大致被區分為重度、中度、輕度。輕度腦中風患者，生活可以自理，活動障礙還不算太大；中度腦中風患者，肢體活動已受影響，必須仰賴旁人輔助；而重度腦中風患者，從偏癱臥床到意識昏迷，生活完全無法自理。

時序只要進入初春或初秋等季節變換時刻，早晚溫差變化很大，高血壓，高血脂，糖尿病及年紀大的人，莫不感到憂心。因為西醫與電視新聞常大聲疾呼，希望此類病人要按時服藥，多注意保暖，以防中風發生，但中風的人還是層出不窮，年齡層也不斷下降，這是為什麼？

曾經看過一位年約六十多歲的大姊，平日忙於課務研究，有高血壓病史，常常作息不定，但她自認身體硬朗，對天氣變化不以為意。結果某天醒來，左邊手腳不聽使喚，心想怎會半邊沒力氣了呢？後經家屬送急診，才知道是出血型的腦中風。

住院後由於腦中積血未散，這位大姊整日無精打采，左臉頰垮下卻不自覺，只知左手、左腳無法自行抬起，這是在中醫學上屬於「風中經絡偏癱型」的腦中風。

中風在唐宋以前，都被認為是因外來風邪入侵身體所造成，又因為「風」邪的性質變化多端，也導致中風後病情症狀多元。明清之後西風東漸，開始主張中風是自身體內的虧損在先，因此有「內風」之說，其實中風的詳細病因，內外風邪都有，只是症狀輕重不同而已。

中風後，這位大姊跟一般中風患者一樣，接受西醫的復健治療。剛開始時，電療、復健都有助於患者健康，避免肌肉鬆弛、萎縮、退化，也可以幫助患者活絡筋骨關節，減少肢體僵硬。可是一段時間下來，對整體的活動機能卻沒有太大的幫助，讓患者與家人信心盡失。其實，腦中風的「病灶」關鍵，在於腦部的局部血管栓塞、出血，導致神經系統傳導不良，形成偏癱或肢體障礙，根本不是四肢手腳出問題。要想改善，只有修復腦部的損傷，才有恢復希望。

但偏偏腦部的修復工程，是臨床醫學最巨大的挑戰，腦部一旦受損，復原的機率不大。這也就是為什麼身邊腦中風患者病發後，即使竭盡全力治療，努力持續復健，總是很難有效改善。且復健之路不僅漫長，療效也僅止於消極的支持性療法，達不到積極改善成效，這是無奈的事實。

其實在中風後，讓中醫積極介入治療，會有一定的成效，其中利用針灸治療中風，療效備受肯定。但很多人對於中風患者何時可以開始針灸，不太清楚治療時機，通常只敢等西醫認為情況穩定後，才敢開始尋求中醫的針灸治療。其實越早接觸針灸，恢復效果越快，因為針灸能促使血脈通暢，恢復腦部血液供應，阻止病情繼續發展，提高神經系統的自我修復與代償能力，加速自然恢復過程，提高患者的生活質量。

有鑑於此，這幾年衛生福利部有開辦「腦心血管疾病中醫門診治療計畫」，目的就是要使罹患此類疾病患者，有積極的恢復成果。雖然一般診所已多能執行此計畫，可惜大眾還不是很清楚，因而喪失恢復自理能力的黃金時期，因為**中風後半年內，是治療的最好時機，如能堅持中醫針灸治療，往往有非常好的效果**。

當然預防中風，要從平時做起。保持心情舒暢、穩定，避免過食肥甘厚味；不吸煙，不酗酒，要注意天氣變化增減衣服；生活保持規律，注意勞逸適度，使體內氣機和調，血脈流暢，關節疏利，就能防止中風發生。

中醫食療

①菠菜一把用水燙三分鐘，撈起後拌麻油吃。

②山楂十五克，水煎服用可以降血壓，也可以降血脂。

③昆布三十克，海藻三十克，黃豆一百五十至二百克，加水一千ＣＣ，全部放鍋中

煮，水滾後加砂糖少許即可食用，每日二次。

④禁止暴飲暴食與太鹹食物。

糖尿病

糖尿病近年患者日益增多，老少皆有，早已是司空見慣的文明病，彷彿它的存在已無法避免，生病只能默默靠吃藥控制。其實我認為，**糖尿病的產生，與腸胃系統功能好壞有很大的關係**，撇開遺傳性糖尿病不說，後天的糖尿病，應該有根治的機會。可惜的是，一般人在發現自己有了糖尿病後，除了吃降血糖藥，就是一連串的飲食限制。

西醫觀點認為，含澱粉食物吃進身體後，會在身體內轉化成糖，讓身體內的高血糖情況更嚴重，所以衍生成一堆食物盡量不要吃，以免加重糖尿病的病情。只是一般民眾在不知如何選擇食物下，就直接認為凡是甜的食物都不能吃，澈底改變自己每天的飲食習慣，生活品質也跟著下降。

糖尿病其實並不可怕，怕的是所衍生的其他病變，像視力惡化、傷口不易癒合，肢端循環惡化，甚至嚴重導致腎臟病變等。糖尿病也像水煮青蛙一樣，每日蠶食健康的身軀而不讓人自知，又加上藥物控制的數據漂亮，常讓病患掉以輕心。

通常罹患糖尿病，西醫能透過藥物控制病情，但是糖尿病的併發症，西醫可不敢保證一定不會發生。其實這些糖尿病的併發症，還真的日日在上演，西醫也幾乎束手無策。曾經看過許多糖尿病患者，長期服用降血糖藥，結果控制效果不佳，從原先口服用藥演變成注射胰島素，當然病情每況愈下，最終導致失明、截肢，甚至洗腎的下場！

也許有人會反問，中醫能治糖尿病嗎？治癒糖尿病的又有幾人？其實中醫應該是可以根治這種疾病的，只是現代醫學影響大家的觀念日漸加深，有多少人能在第一時間發現糖尿病後，立刻尋求中醫的治療？尤其在台灣，只要有人被西醫宣布罹患糖尿病，又有多少人敢直接放棄西醫治療，改尋求中醫診治？

胰島素是很強的藥物，大家在服用一段時間後，保括中藥在內的其他藥物，都很難撼動它對身體的影響力，這牽涉到「用進廢退」這種假說。我常跟病患解釋，人體器官臟腑甚至內分泌系統，都是很懶惰的，只要有人幫它們做，久而久之，它們原本該運作的器官就會萎縮，到最後完全喪失功能為止。所以只要喪失該有的功能，疾病就不可能有被治癒的一天。

同理，糖尿病如此，洗腎也是如此。因為這些疾病都是不可逆，只要在服用西藥降血糖之前，就根據其產生的症狀來治療，是有很大可能被治癒的！只是根本沒有願意做的人，也沒人敢做！

中醫觀點

糖尿病在中醫上，是屬於「消渴病」的範疇，為一種代謝疾病，中醫用症狀來概括，西醫指的是病名。中醫根據不同症狀，把消渴分為上消、中消和下消。典型的症狀就是「三多一少」，即「多飲、多食、多尿，體重減少」。其中口渴多飲的症狀是上消，多飲多食的為中消，多飲多尿的為下消。

這類疾病在上消的時候，是糖尿病的初期，主要治療重點在肺；糖尿病中期是中消，主要治療偏重於胃；糖尿病後期屬於下消，此時期治療重心放在腎。但是總體來說，糖尿病都是因為身體津液乾涸而生熱的陰虛燥熱所引起，且陰虛是最根本的原因，所以補陰是最根本的治療方法；再配合初期治肺、中期治脾胃、後期治腎的原則，經過合理的膳食，問題一定可以解決。

常見的上消症狀是出現口渴多飲，也就是說，雖然喝很多水，但是仍然覺得口乾舌燥，大便乾燥，小便量多，很少人會想到現在的糖尿病，會與肺也牽涉關連。

在前面的臟腑討論有提到，「肺為水之上源」，指肺是人體上面水的源頭，且肺有「通調水道」的功能，即肺要調節、疏通好全身的水液代謝。如果肺陰不足，且有外來的燥邪入身，當人體內形成惡性循環，自然肺通調水道的功能就失常了。若全身的水分，無法正常地分布到各個臟腑器官時，雖然喝的水多，但是吸收不了那麼多，人仍然會覺得口乾舌燥；同樣，因為大腸裡面的水分少了，所以大便會乾燥；喝的水沒有吸收，只能排掉，所以小便多。

現代醫學認為，糖尿病是因為胰島素分泌不足，所以不管是否由肺所造成的起因，只要血糖檢驗不會太高，都是以再觀察來收場。其實許多疾病都是在初期最好處理，恢復也最快，但糖尿病在西醫手下，幾乎都是眼睜睜看它繼續惡化下去，通常等到檢驗出血糖偏高時，多半已經是下消糖尿病的後期了。

至於中消症狀，多半是每次吃飯都吃很多，但很容易感覺又餓了，食量大增不過體重卻在下降，感覺口渴，尿多，大便乾。由於「胃為水穀之海」，負責把食物進行初步消化；而胃陰胃陽的平衡，是確保胃功能正常的根本。

當胃陰不足，又有燥熱，就會出現陽偏盛的情況。陽主動，陰主靜，胃火相對熾盛，所以會出現口渴多飲、多食易飢問題；吃下肚的食物，沒有轉化成身體所需要的養分，而是很快地被排泄掉，所以身體看起來才會變瘦；之前說過「六腑以降為順」，「火性炎上，易傷津液」就是指這個道理。因此只要胃火偏盛，整個腸道功能就會紊亂，該降不降，就會出現便祕症狀。

此時期中消的症狀，也很容易讓人以為是腸胃出了狀況，很難聯想到是糖尿病的中期症候，但只要對症治療，治癒應該也不是難事。

至於出現頻尿、尿量多，而且尿的顏色混濁，臉色開始發黑，口乾舌燥，常覺得腰膝酸軟，有時睡覺會出汗，有時心煩失眠，就是出現腎陰虧虛（下消）的症狀。

腎陰是一身陰氣之本，一般都是糖尿病病程久了，才會發展到腎陰受損的地步。只要腎陰出現不足，腎主收藏的功能就會減弱，而出現小便頻繁症狀；水穀精微不能吸收，都隨小便排出，所以小便顏色混濁；因為五臟與五色相配，腎臟與黑相合，臉色發黑是腎臟本臟色的顯現，可見病情已經有點嚴重，才會出現這種現象，這也說明疾病發展，已經到了很嚴重的程度。

而在此同時，腎陰虛會導致虛火上炎，腎水不能上濟心火，必然產生關係失常的「心腎不交」症狀，出現如腰膝酸軟、睡覺出汗、心煩失眠、口乾舌燥等表現。中醫在治療上，主要重點會放在補腎陰，同時降虛火，引火下趨，因為腎屬水，肝屬木，水生木，是取「實則瀉其子」的意思。

其實糖尿病的飲食盡量少吃辣味和煎炸的食物，再根據五行五味相生道理，多吃酸味食品，以及雜糧、米、麥，配合蔬菜、豆類、瘦肉、雞蛋，忌濃茶和咖啡，遵守上述飲食原則，一定可以改善病情的。

中醫食療

以下簡單介紹一些適合糖尿病患者食用的藥粥：

■**豆腐漿粥**（《本草綱目拾遺》）

取白米五十克，豆腐漿五百毫升，食鹽或白糖少許。先煮粳米，後加豆腐漿煮至米開花、粥稠，分早晚二次服用。適用於糖尿病伴高血壓、冠心病者，但糖尿病腎病腎衰者不宜服用。

■**綠豆粥**（《普濟方》）

取白米五十克，綠豆五十克，共煮粥食用。綠豆有降血脂作用，適用於糖尿病伴高血壓、冠心病者，但糖尿病腎病腎衰者不宜服用。

■**赤小豆魚粥**

取紅豆五十克，鯉魚一尾，先煮魚取汁，後加紅豆煮爛。適用於糖尿病水腫者。

■**山藥粥**（《醫學衷中參西錄》）

取生山藥六十克，白米六十克，先煮米為粥，山藥為糊，酥油蜜炒合凝，用匙揉碎，放入粥內食用。適用於糖尿病脾腎氣虛、腰酸乏力、便泄者。

青少年發育

轉骨，本是台灣古有民間俚語，意即在趁小孩第二發育快速時期，利用中醫藥及一些肉類食物，來補足過去營養不足的缺失，並促進成長發育。隨著時間推演，現代小孩物質生活豐富，漸漸忘了這種有其重要涵義，且能促進發育的觀念，因為大家都認為，下一代在發育上應該會比過去更優更好。但是根據官方數據顯示下，我們下一代的生長發育，幾乎沒有比鄰近國家同年齡來的好；且近來在臨床門診，仍看到許多小朋友為無法「高人一等」而大傷腦筋，四處尋求增高祕方，

因此，轉骨的觀念，仍需延續與傳承下去，畢竟這對促進小孩生長發育、改善體質與強壯體格，能帶來不小幫助。

中醫觀點

長不高的原因，到底在哪裡呢？

轉骨之初青春期，是人體各器官成長發育的第二個高峰期。「青春期」是指年齡從十

至十二歲開始，一直到十六至十七歲。所謂的「轉骨」、「轉大人」正是少男少女在青春期經過蛻變後，而發育成人的最佳寫照。

中醫認為，腎為先天之本，而且「腎主骨」，更是轉骨觀念的延伸，因此腎氣的盈虧，主導著發育的好壞；而脾胃為後天發育之本，脾強胃健，對營養的消化吸收增強，就有助於生長發育。

《黃帝內經》曾述及：「女子……二七而天癸至，任脈通，太衝脈盛，月事以時下……丈夫……二八，腎氣盛，天癸至，精氣溢寫……。」即表示女生在十四、十五歲左右，男生在十六、十七歲左右，均有機會透過中醫藥調養來促進身體長高。而這段轉骨發育期，就是青少年能否有效增高的最佳黃金期，因為此時期的生長潛力最大，且對以後身體各類器官的發育及機能有很大的影響，甚至有些疾病在「轉骨發育期」，會因體質的改善而可不藥而癒。

當然服用補腎轉骨方藥，有其適用時機，因此服用促進發育補品的最佳時間點，仍需經由醫師視其狀況調配後服用，建議直接洽詢中醫師。

■轉骨之中

根據教育部與衛生署的調查資料顯示，台灣的國小、國中學生，平均身高都不如中國大陸與日本的孩子。由於影響兒童生長發育的因素相當多，其中青春期原因不明的發育不良，卻占了大多數，因此適時的調養，就成為格外重要的課題。

中醫在處理轉骨上，有很豐富的臨床療效經驗，用精研的中醫藥來促進調養或發育，對現在生長遲緩及過敏體質的青少年們，提供了不錯的臨床選擇。中醫注重「藥食同源」，中藥與膳食是密不可分的關係。因此我們針對一般進入轉骨發育期的青少年們，建議用中藥來調補脾腎，是有許多幫助的。

■轉骨之後

其實「轉骨」不只是長高的代名詞，它包含了體質的調整與改善，就像孕婦產後坐月子一樣，藉由補充營養調理改變體質；而轉骨也是將體質往「好的」方面改善，有其存在的必要性！

利用「轉骨方」，不但可讓進入發育期的孩子們，有著「如虎添翼」般快速的發育機會，也可讓已經長高的青春期朋友們，可以長得更壯、更堅實；甚至還可使體弱多病，甚至有過敏疾患及反覆感冒的小孩，藉著轉骨的機會，澈底改善自身虛弱的體質，達到國人總體的健康目標。

青春期的青少男、少女們，面臨血氣方剛的叛逆期，再加上升學壓力與西風東漸的飲食習慣，這一代雖然物資不虞匱乏，但也面臨不小的壓力，因此鬱悶、叛逆、課業壓力接踵而至，所以除了考慮青少男少女的身高體質之外，建議可用舒肝解鬱的藥方，協助他們面臨課業壓力；並使用理氣中藥來解鬱疏理一般外傷鬱悶不舒的情況。

此外，青少年轉骨後有不易入眠、經期不順、氣血不足等常見問題，利用中醫的方法，都能協助他們在轉骨後，更順利面對長大後的一連串競爭力挑戰和迎接璀璨的未來。

■轉骨之惑

Q1：小孩血氣方剛、精神旺盛，服用轉骨方是否容易上火？

A1：轉骨方是用一些中醫補腎、調脾、疏肝的藥物所組成的基本方，是一平和的處方；並沒有口乾舌燥及易上火的問題（除非個體有極大差異）。但我們還是希望，能先經由醫師來判斷體質，以針對藥物進行加減，而不是一方到底，因為中醫認為，每個人都有他獨特的體質，因此根據不同體質做些藥物加減，就像量身訂做衣服一樣，切合舒適，而且沒有太多的副作用。

Q2：轉骨方的服用時機為何？太早吃是否更容易長不高？

A2：服用時機以第二性徵出現前後為最佳時機，換算年紀男生在十二至十六歲，女生十至十四歲左右，但因為每個人的發育時機不同，並不需要太僵化地在年齡上打轉。最簡單的方法，是讓自己小孩在班上比較一下，若是孩子在班上屬於較低矮的一個階層，就應該服用，無需為一些太早吃轉骨方會造成反效果的說法而躊躇不前，如此反而喪失孩子發育的先機。

Q3：轉骨方要服用多久？會有副作用嗎？

A3：一般經醫師診斷可以開始服用「轉骨方」後，我們建議至少服用二個月，一星期服用一至二次，之後再依小孩個別發育狀況，請醫師針對「轉骨方」作些加減的調配，持續服用至小孩明顯長高亦可，但在服用期間，仍需隨時視情況，請教所熟悉的中醫師。通常醫師會根據現有體質稍作調整，並不會有不良副作用。其實中醫經典有述及「有故無殞」的道理，亦即藥物是用來治療疾病，而不是產生另一個問題，既然是針對體質與身高的問題來服用，就應該不會有副作用產生。

Q4：「轉骨方」的服用方法為何？

A4：所謂轉骨方，一般是利用藥物與食物結合而產生的原理，（亦即所謂的「藥膳」方式）一來希望讓小孩不會因為厭惡服食藥物而產生抗拒感，其次可因食材上的變化，降低長期服食的煩膩感。一般建議在全家晚餐進食時服用最好，如此可讓孩子不會感到只有自己在服藥，而心裡產生負擔；再來可因全家一起用餐，產生溫馨融洽的氣氛，甚至可全家一起服用，效果和感受應該會大不同。

Q5：「轉骨方」一年四季皆可服用嗎？

A5：一般服用時機以夏天為最佳，但不限於一定得在此時段才能服用，也不限制一定要服食多久，原則是至少二個月。在台灣俗語中有「男子吃到二十五，女子吃到大肚」，就是這個意思。

Q6：服用「轉骨方」會不會造成身體一直發胖？

A6：其實轉骨方是一帖補腎、調脾、疏肝的用藥，是針對長高和發育來設計，與一般人對補的觀念並不相同。更何況，青少年氣血旺盛，精氣神充足，代謝也快，並不會造成太多脂肪堆積，所以不會有發胖問題。

Q7：服用「轉骨方」是否有何禁忌？

A7：有。

①**忌冰冷**。

發育最忌諱冰冷，但是現在小孩飲食習慣偏向西式，老喝冰可樂、鮮奶，不但不適合我們東方人的體質，更容易影響發育。因為寒冷主「收引」，一切動植物均是冰涼時動作、生育減緩，所以我們常見到一些動物需要冬眠，植物冬天無法發芽等，都是寒冷造成的影響。因此人的生長發育也不例外，遇到冰涼就會影響發育。

②**忌晚睡**。

中醫是十分注重時間的醫學，每個時間都有固定經絡在巡行，無法以量來替代，尤其晚上十一點到隔天清晨六點，是發育的最佳時間，不能因為晚睡，就用晚起來彌補。許多青少年在發育這段時間，幾乎都面臨不小課業壓力，晚睡成一種習慣，但我們仍建議，能做到早睡早起，是最有利於發育成長的好習慣。

③**忌不運動**。

發育就是一種動，靜態的動；而運動是動態的動，可加強新陳代謝與促進食慾，如此發育才能事半功倍。但也忌刻意運動，過度運動會消耗太多生長能量，所以為了長高，適度運動有幫助，但過度就容易揠苗助長了。

④忌節食。

青春期發育階段，也是兩性關係萌芽的開始，對異性開始有好感，因此大部分少男少女在此時都十分注重外表，尤其以青少女表現為最為明顯。有的怕身材變胖，開始節食，不敢多吃，其實這也是因噎廢食的翻版。不攝取食物，怎能提供生長能量呢？所以千萬不要節食，有一餐沒一餐的，到時不但沒長高，身材也變形就得不償失。

Q8：**轉骨方裡的烏骨雞，公的還是母的為佳？**

A8：其實轉骨的功效主要以藥材為主，食材倒是其次，若真要區分以黑者為上，因為中醫中黑色代表補腎，雞的性別主要是以公的較不油膩，母的較油膩，看個人口味喜好程度而定。

望聞問切，鄭集誠醫師帶你認識真正的中醫

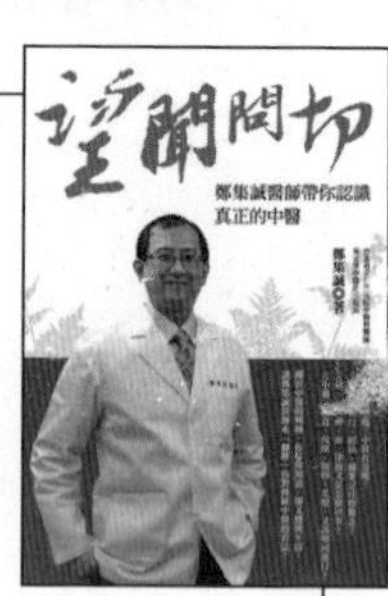

作　　者　鄭集誠

發 行 人　林敬彬
主　　編　楊安瑜
責任編輯　黃谷光
內頁編排　張芝瑜（帛格有限公司）
封面設計　黃宏穎（日日設計）

出　　版　大都會文化事業有限公司
發　　行　大都會文化事業有限公司
11051台北市信義區基隆路一段432號4樓之9
讀者服務專線：(02)27235216
讀者服務傳真：(02)27235220
電子郵件信箱：metro@ms21.hinet.net
網　　址：www.metrobook.com.tw

郵政劃撥　14050529 大都會文化事業有限公司
出版日期　2015年03月初版一刷
定　　價　350元
I S B N　978-986-5719-45-6
書　　號　Health+69

4F-9, Double Hero Bldg., 432, Keelung Rd., Sec. 1, Taipei 11051, Taiwan
Tel:+886-2-2723-5216　Fax:+886-2-2723-5220
Web-site: www.metrobook.com.tw
E-mail: metro@ms21.hinet.net

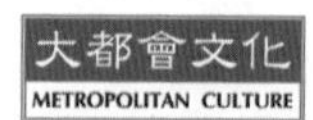

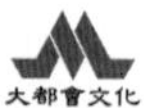

國家圖書館出版品預行編目（CIP）資料

望聞問切，鄭集誠醫師帶你認識真正的中醫 /
鄭集誠著. -- 初版. -- 臺北市：大都會文化, 2015.03
288面；21 × 14.8 公分. --

ISBN 978-986-5719-45-6（平裝）

1.中醫

413　　104002852